Amal Feroui
Mohammed Amine Lazouni

Implementação de um sistema de deteção precoce do cancro da mama

Amal Feroui
Mohammed Amine Lazouni

Implementação de um sistema de deteção precoce do cancro da mama

Deteção e caraterização de massas mamárias

ScienciaScripts

Cover image: www.ingimage.com

This book is a translation from the original published under ISBN 978-620-6-70110-1.

Publisher:
Sciencia Scripts
is a trademark of
Dodo Books Indian Ocean Ltd. and OmniScriptum S.R.L publishing group

120 High Road, East Finchley, London, N2 9ED, United Kingdom
Str. Armeneasca 28/1, office 1, Chisinau MD-2012, Republic of Moldova, Europe
Printed at: see last page
ISBN: 978-620-8-03545-7

Conteúdo

Resumo

Neste trabalho implementámos um sistema de deteção precoce do cancro da mama, baseado em métodos de processamento de imagem, num contexto de auxílio ao diagnóstico médico através da análise de imagens médicas, precisamente a mamografia. Iniciámos com um pré-processamento para recuperar a região de interesse com um fundo limpo, seguido de uma fase de segmentação para detetar tumores usando abordagens Watershed, crescimento de regiões e K-means. Finalmente, as lesões segmentadas são caracterizadas utilizando atributos de forma e textura, como a área de superfície, o perímetro e a compacidade. As nossas abordagens foram testadas com base em imagens "Mias" com a implementação de uma interface que pode ser disponibilizada aos utilizadores com toda a liberdade possível, tirando partido da capacidade da linguagem de programação Matlab.
Palavras-chave: cancro da mama, imagiologia médica, mamografia, segmentação, LPE, crescimento de regiões, K-means, MIAS, Matlab.

INTRODUÇÃO GERAL

1 Introdução geral

O cancro da mama é um importante problema de saúde pública. É um cancro notório que ameaça a vida da maioria das mulheres. Cerca de uma em cada dez mulheres é afetada por esta doença durante a sua vida. No entanto, a redução da taxa de mortalidade por este tipo de cancro e a melhoria das hipóteses de recuperação só são possíveis se o tumor for tratado nas suas fases iniciais. Para garantir a deteção precoce destes tumores, os radiologistas foram levados a aumentar a frequência das mamografias, nomeadamente na faixa etária dos 40-50 anos. No entanto, todos os radiologistas reconhecem a dificuldade de interpretação das mamografias, pois representam uma modalidade de imagem complexa de interpretar, devido à variedade de densidades dos tecidos, às estruturas complicadas da mama e à diversidade dos tumores em termos de tipo, forma, contornos, etc. A mamografia é a técnica de referência para a exploração da mama e a mais eficaz em termos de vigilância.

Dada a complexidade da interpretação mamográfica, os sistemas de assistência ao diagnóstico tornaram-se essenciais. Estes sistemas actuam como um "segundo leitor" da imagem, ajudando o radiologista a tomar uma decisão de diagnóstico e apontando possíveis anomalias.

O principal objetivo desta tese é apresentar alguns dos sistemas de interpretação de imagens médicas. E para a valorização e segmentação automática de massas em imagens de mamografia, ou seja, trata-se de conceber um sistema de reconhecimento de imagens de mamografia, o reconhecimento baseia-se numa segmentação destas imagens por um conjunto de abordagens de segmentação para extrair a informação relevante necessária, posteriormente, no procedimento de decisão e classificação de anomalias; ao mesmo tempo que se concentra na qualidade da segmentação porque o processamento posterior depende estreitamente do resultado desta última.

Descrição do presente relatório :

Este projeto está estruturado em três capítulos, que são apresentados a seguir:

Chapitre1 contexto médico

Para justificar a abordagem algorítmica, é necessário começar por descrever o contexto médico deste projeto, que é o objetivo do primeiro capítulo.

Descrevemos a anatomia da mama, as várias patologias benignas e malignas que a afectam e, em seguida, descrevemos o rastreio, o diagnóstico e o tratamento dos cancros. Em seguida, descrevemos mais pormenorizadamente os aspectos gerais da imagiologia mamária e da mamografia.

Chapitre2 ferramentas de processamento de imagem

Este capítulo descreve as várias ferramentas de pré-processamento, como os filtros lineares e não lineares e os filtros morfológicos, seguindo-se os métodos de segmentação: por região, por contorno e por watershed. Terminamos este capítulo com uma introdução à fase de caraterização e classificação.

Chapitre3 segmentação

Este capítulo contém três etapas principais:

Fase (1): Fase de pré-tratamento

Este é um passo destinado a realçá-los pode facilitar a deteção e melhorar a qualidade da imagem. E para resolver os problemas dos artefactos mamográficos.

Fase (2): A fase de segmentação

Esta é a descrição da fase de segmentação após as seguintes abordagens:

- o LPE (divisor de águas)
- crescimento regional
- K-means.

Fase (3): Caracterização e fase de produção

Nesta etapa, extraímos as caraterísticas de cada imagem para simplificar a fase.

Classificação e descrição das ferramentas de desenvolvimento e das diferentes partes da nossa aplicação (implementação).

Capítulo 1

Contexto médico

1. Introdução

A imagiologia médica é certamente um dos domínios da medicina que sofreu uma verdadeira revolução nos últimos vinte anos. Estas descobertas recentes não só permitem um melhor diagnóstico, como também oferecem novas esperanças para o tratamento de muitas doenças (como o cancro da mama).

O cancro da mama é a neoplasia mais frequente nas mulheres em todo o mundo e todos os anos são registados cerca de 10.000 casos de cancro da mama no nosso país. Na Argélia, este tipo de neoplasia é o principal tumor maligno nas mulheres e é a principal causa de morte entre as mulheres, com cerca de 3.500 mortes registadas todos os anos. O cancro da mama afecta uma em cada 11 mulheres, a maioria das quais com idades compreendidas entre os 50 e os 60 anos. Apenas 5% das mulheres com cancro da mama têm menos de 35 anos. É o cancro mais comum nas mulheres e o número de casos está a aumentar constantemente. Estes números mostram a importância da deteção precoce desta doença. A mamografia por raios X continua a ser a técnica mais fiável para o diagnóstico precoce do cancro da mama.

As massas e as micro-calcificações são os primeiros sinais de alerta desta doença. A taxa de mortalidade diminuiu nos últimos anos, em parte devido à utilização da mamografia, tendo sido lançadas campanhas de rastreio em massa na maioria dos países europeus. Como resultado deste rastreio, o número de mamografias a analisar está constantemente a aumentar, o que levanta o problema da carga de trabalho dos especialistas, que variam na sua interpretação das mamografias.

Além disso, as anomalias malignas devem ser detectadas com um elevado nível de especificidade, dado o número de casos normais em comparação com os casos benignos. Com este objetivo, foram desenvolvidos instrumentos de diagnóstico para ajudar a detetar as lesões.

Neste capítulo, analisamos a abordagem médica à imagiologia mamária para definir o contexto da nossa aplicação.

1 Anatomia do peito

O peito é um órgão glandular que ocupa a parte anterior-superior do tórax. A função biológica deste órgão é a produção de leite. Do ponto de vista anatómico, é uma massa constituída essencialmente por tecido glandular adiposo rodeado por uma camada de tecido conjuntivo indispensável à sua manutenção. Na extremidade da mama encontra-se a aréola, uma superfície pigmentada que contém pequenos grânulos dispersos, centrada pelo mamilo, uma saliência na qual se abrem os canais de leite. A mama é também constituída por cerca de vinte lóbulos, que são glândulas cuja função é produzir leite. O leite é transportado para o mamilo através dos canais de leite ligados a estes lóbulos. **[1]**

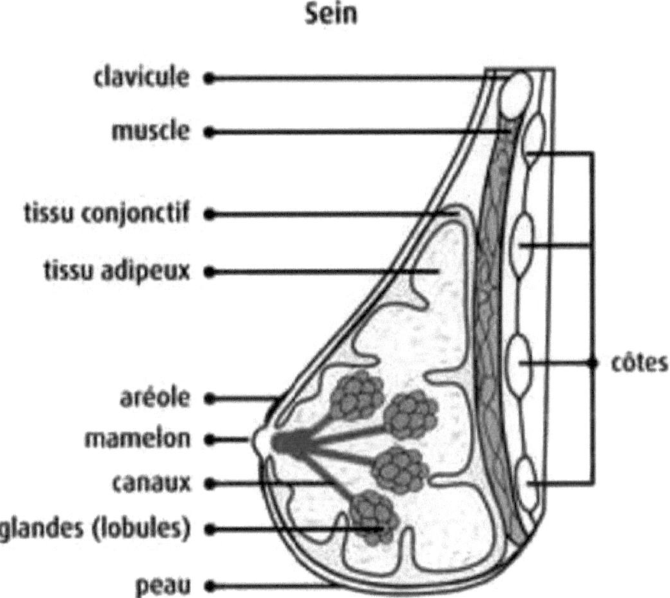

Figura 1.1: pormenoriza a estrutura da mama e os seus vários componentes.

2 *Cancro da mama*

O cancro da mama é o cancro mais frequentemente diagnosticado nas mulheres em todo o mundo. A sua incidência aumenta com a idade, mas também pode afetar mulheres mais jovens, sendo que um quarto dos casos é diagnosticado antes dos 50 anos. O cancro da mama começa nas células da mama. O tumor canceroso (maligno) é um grupo de células cancerosas que podem invadir e destruir os tecidos vizinhos. Pode também espalhar-se (metastizar) para outras partes do corpo. O primeiro sintoma do cancro da mama é a presença de um nódulo na mama, correspondente ao tumor. Pode também ser acompanhado de gânglios linfáticos duros na axila (gânglios linfáticos axilares), indicando que o cancro se espalhou, bem como de alterações cutâneas na mama e no mamilo (pele acolchoada e mamilo que entra em vez de sair). A mama pode tornar-se gradualmente deformada e ulcerada, resultando por vezes em corrimento do mamilo apenas de um lado. Se o cancro for diagnosticado tardiamente, o tumor pode espalhar-se e desencadear outros sintomas como náuseas, vómitos, perda de peso, iterícia, dores ósseas, dores de cabeça, falta de ar ou tosse.

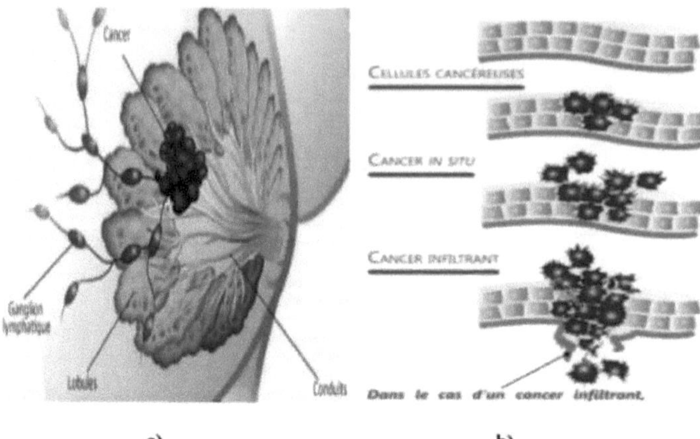

a) b)

Figura 1.2: _ a) Cancro da mama. b) Tipos de cancro da mama.

Em resumo, o cancro da mama é um tumor maligno que se desenvolve a partir das células que constituem a glândula mamária. As células malignas multiplicam-se de forma descontrolada para formar o tumor. Quando o cancro da mama não é tratado, as células tumorais espalham-se localmente e invadem os órgãos vizinhos. Podem também espalhar-se por via sanguínea ou linfática para órgãos distantes (metástases). Os órgãos mais frequentemente afectados por metástases são os ossos, os pulmões, o fígado e o cérebro. [2]

3 Doenças da mama

3.1 Doenças benignas

Os tumores benignos têm contornos bem definidos. Crescem lentamente e permanecem localizados no tecido ou órgão em que se originaram. Não provocam metástases noutras partes do corpo. Os tumores benignos são compostos por células que se assemelham às células normais do tecido em causa. O tumor benigno mais comum que se desenvolve na mama é o fibroadenoma. Outras doenças benignas da mama são :

Quistos, alterações fibrocísticas, hiperplasia, corrimento mamilar e ginecomastia. A maioria dos nódulos mamários não são tumores benignos, mas só um exame patológico efectuado após uma biopsia pode verificar que não são cancerosos. [3]

3.2 Doenças malignas

Os tumores malignos são geralmente mal definidos. No entanto, alguns são bem definidos e podem ser considerados benignos durante algum tempo, o que pode atrasar o diagnóstico de cancro. As células cancerosas que constituem os tumores malignos apresentam várias anomalias em relação às células normais: forma e tamanho diferentes, contornos irregulares, etc. São chamadas células indiferenciadas porque perderam as suas caraterísticas originais. Os tumores malignos têm tendência para invadir os tecidos vizinhos. Podem dar origem a metástases: as células cancerosas escapam do tumor primário e colonizam outra zona do corpo, formando um novo tumor que se designa por tumor secundário ou metástase. [3]

3.3 Os sintomas

Os sintomas abaixo indicados não significam necessariamente que tem cancro da mama. Mas se isso acontecer, é importante detectá-lo o mais cedo possível. [4]

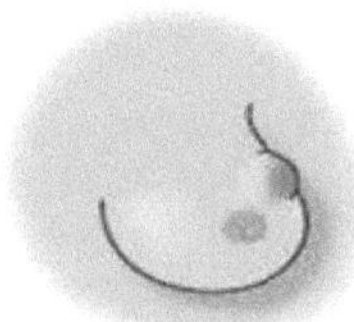

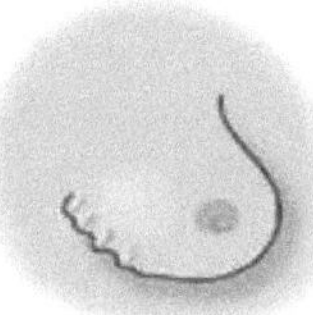

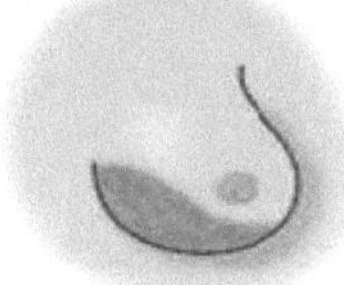

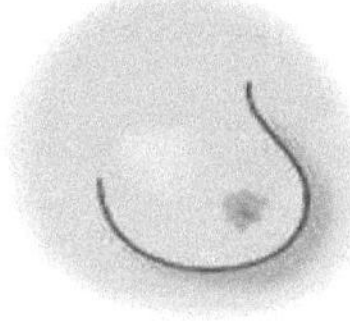

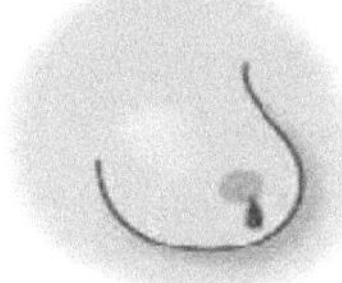

Aparecimento de um "caroço" ou massa na mama ou na axila
A pele muda de cor ou textura
Saída de líquido esverdeado ou com sangue do mamilo

O mamilo muda de aspeto (por exemplo, aponta para dentro, quando antes apontava para fora)

Figura 1.3 Sintomas do cancro da mama.

***a) Um nódulo no peito* :**

Um nódulo ou massa na mama é o sinal mais comum de cancro da mama. O nódulo, geralmente indolor, é normalmente duro e de forma irregular. Também parece estar "fixo" na mama.

b) Gânglios linfáticos duros na axila:

Um ou mais nódulos duros na axila significam por vezes que o cancro da mama se espalhou para os gânglios linfáticos axilares. No entanto, os gânglios linfáticos permanecem indolores.

c) Alterações da pele da mama e do mamilo:

A pele do peito pode ficar com covinhas (assumindo o aspeto de pele de casca de laranja) ou enrugada.

d) O mamilo pode apontar para dentro, mas normalmente aponta para fora.

e) O peito pode ficar deformado e perder a sua forma, e podem aparecer rugas.

f) A pele da mama pode ficar vermelha, escamosa (ulcerada) e coberta de crostas, e a pele do mamilo pode começar a descamar.

g) Corrimento de um só mamilo: pode ser um sinal de cancro da mama, sobretudo se ocorrer sem compressão do mamilo e se contiver sangue ou for esverdeado.

h) Uma alteração do tamanho ou da forma da mama:

A vermelhidão, o edema e o calor significativo na mama podem ser um sinal de cancro inflamatório da mama (o cancro inflamatório da mama é um cancro raro, representando 1 a

4% de todos os casos de cancro da mama. As células cancerosas têm a caraterística de se deslocarem rapidamente através dos vasos linfáticos da pele da mama, que acabam por bloquear. Isto provoca uma inflamação local da mama. Se notar algum destes sinais, deve consultar imediatamente o seu médico. O médico decidirá quais os exames adicionais necessários.

3.4 *Outros sintomas*

Se o cancro não for diagnosticado logo após o aparecimento dos primeiros sintomas, o tumor pode crescer e espalhar-se para outras partes do corpo, levando a outros sintomas ditos tardios, como dores nos ossos, náuseas, perda de apetite, perda de peso e iterícia, falta de ar, tosse e acumulação de líquido à volta dos pulmões (derrame pleural), dores de cabeça, visão dupla e fraqueza muscular. [4]

3.5 *Rastreio, diagnóstico e tratamento*

A incidência do cancro da mama continua a aumentar. Vários estudos confirmaram que é a deteção precoce dos cancros que pode melhorar o seu prognóstico vital. Qualquer alteração no tamanho ou na forma da mama, alterações na pele e no mamilo, a presença de uma massa dura com um contorno irregular, bem como a presença de gânglios linfáticos duros e por vezes dolorosos na axila, requerem um exame médico exaustivo da mama. [5]

a) ***Rastreio: a deteção*** precoce do cancro da mama é obrigatória para as mulheres com mais de 40 anos, de dois em dois anos. O exame utilizado é uma mamografia. Se for detectada uma anomalia, o médico pedirá exames complementares (incidências adicionais, ecografia, biópsia) para confirmar o diagnóstico de cancro.

b) ***O diagnóstico*** do cancro da mama baseia-se no tríptico diagnóstico clínico, mamografia e anatomopatologia.

- ***exame clínico***: trata-se de um exame efectuado antes e depois da mamografia para detetar eventuais anomalias em determinadas zonas e explicar determinados resultados. Desta forma, é feita uma correlação entre os resultados clínicos e imagiológicos.
- ***Mamografia***: o exame essencial para a exploração da glândula mamária

Este exame pode ser complementado por uma ecografia mamária.

- ***Anatomopatologia***: fornece informações precisas sobre o tipo de cancro da mama. Envolve a análise microscópica das células e dos tecidos retirados de uma anomalia da mama.

c) ***Os tratamentos*** podem ser locais, sistémicos ou ambos: a cirurgia e a radioterapia actuam localmente sobre as células cancerosas localizadas na mama ou nos gânglios linfáticos: são tratamentos locais do cancro.

- ***Cirurgia***: consiste na remoção do tumor e de eventuais enxertos cancerosos. Existem várias operações possíveis: cirurgia conservadora da mama (apenas o tumor é removido) e mastectomia total (remoção da mama).
- ***Radioterapia***: tem por objetivo eliminar as células cancerosas através de um equipamento que emite raios. Estes raios destinam-se a eliminar quaisquer vestígios de cancro que possam permanecer após a cirurgia.
- ***Quimioterapia***: é um tratamento que envolve a utilização de medicamentos em todo o corpo. O objetivo destes medicamentos é eliminar as células cancerosas ou impedir o seu crescimento.
- ***Terapia hormonal***: é um tratamento que actua em todo o organismo. O seu objetivo é impedir a ação de certas hormonas sobre as células cancerosas.

4 *Imagiologia médica dedicada ao rastreio do cancro da mama*

A imagiologia médica é certamente um dos domínios da medicina que mais progrediu nos últimos vinte anos. Estas descobertas recentes não só permitem um melhor diagnóstico, como também oferecem uma nova esperança para o tratamento de muitas doenças. Cancro, epilepsia... a identificação precisa da lesão facilita já o recurso à cirurgia, única solução terapêutica para alguns doentes. Estas técnicas ajudam também a compreender melhor o funcionamento de certos órgãos ainda misteriosos, como a mama. [6]

4.1 Raio X :

Descoberta há mais de um século, a radiografia utiliza os raios X, que são capazes de pregar partidas à matéria. Ao atravessar uma determinada parte do corpo, imprimem uma película radiográfica, que fica mais ou menos enegrecida consoante o órgão que atravessa. A "radiografia" assemelha-se assim a uma sombra chinesa, com os ossos a aparecerem a branco e as estruturas menos densas (como os pulmões) a preto. [6]

4.2 Biópsia :

É realizada com uma agulha transcutânea guiada por palpação ou ultra-sons (Fig. 1.10). É efectuado por um médico, radiologista ou cirurgião. Envolve a recolha de uma amostra de uma anomalia da mama, a amostra recolhida é enviada para o anatomo-patologista que faz a análise para determinar se é benigna ou maligna. [6]

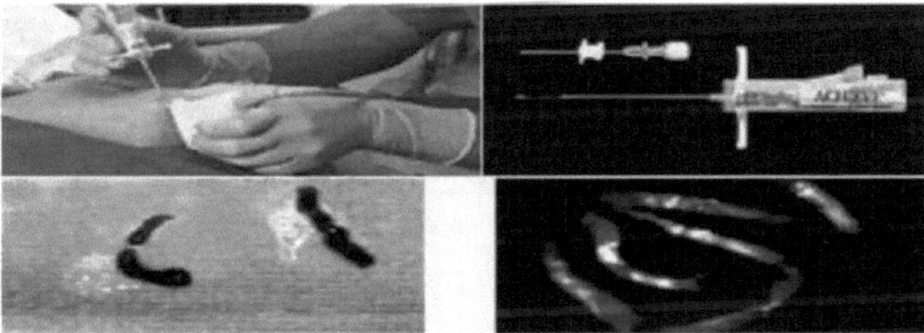

Figura 1.4 Biópsia guiada por ultra-sons e confirmação radiológica da calcificação de uma amostra

4.3 Ultrassom :

A ecografia é uma técnica de exploração do interior do corpo baseada em ultra-sons. Uma sonda envia um feixe de ultra-sons para a área do corpo a ser explorada. Dependendo da natureza do tecido, estas ondas sonoras são reflectidas com diferentes graus de potência. O processamento destes ecos permite a visualização dos órgãos observados [6].

4.4 Ressonância magnética da mama :

A ressonância magnética da mama é um exame de segunda linha que deve ser efectuado após uma avaliação sinológica completa (exame clínico, mamografia com ou sem ecografia). É muito mais eficaz na deteção de carcinomas infiltrativos (sensibilidade variando de 94% a 100%) do que de carcinomas intracanais (sensibilidade variando de 77% a 94%). [6]

4.5 Cintigrafia mamária :

Ou a linfocintigrafia, utilizada na fase pré-operatória para detetar a localização dos gânglios linfáticos sentinela, os primeiros gânglios linfáticos a emergir da mama. A análise intra-operatória destes gânglios linfáticos revelará se foram invadidos, o que pode levar à disseminação metastática. [6]

4.6 PET SCAN ou TEP SCAN:

(Tomografia por Emissão de Positrões) é um exame de medicina nuclear que pode complementar outros exames radiológicos (mamografia, ecografia, cintimamografia, TAC e ressonância magnética), mas não os pode substituir. Por vezes, pode ser utilizado para detetar tumores em mulheres com seios densos, implantes mamários ou que tenham sido submetidas a cirurgia mamária. Pode ser utilizada para avaliar com precisão a disseminação de um cancro e também para distinguir entre uma recorrência do cancro da mama e alterações na mama devidas a cirurgia ou radioterapia. No entanto, não consegue detetar tumores com menos de 1 cm. [6]

4.7 Mamografia

4.7.1 Definição

A mamografia é uma radiografia (uma técnica de imagiologia médica baseada na utilização de raios X para ver o interior de uma parte do corpo) dos seios. A mamografia projecta o volume da mama no plano da imagem. Permite analisar a glândula mamária através das diferenças de atenuação dos diferentes tipos de tecido. A vantagem de visualizar todo o tecido mamário numa única imagem está diretamente ligada a uma das suas maiores deficiências, a sobreposição de diferentes tecidos atravessados pelo mesmo feixe e projectados numa única área do detetor. Esta sobreposição é uma fonte de incerteza, uma vez que deixa de ser possível distinguir na imagem as verdadeiras sobredensidades, que correspondem a uma região radiopaca do tecido a três dimensões, e as sobreposições de vários tecidos com densidades relativamente baixas. A mamografia é um pouco desagradável para algumas mulheres devido à necessidade de comprimir a mama entre duas placas para obter uma imagem de boa qualidade. [7]

4.7.2 Tipos de mamografia

Existem 2 tipos de mamografia:

- Mamografia de rastreio: as mulheres entre os 50 e os 69 anos que não têm sinais de cancro da mama fazem uma mamografia de 2 em 2 anos, como medida preventiva. Esta mamografia ajuda a detetar nódulos ou áreas anormais do tecido mamário que podem ser demasiado pequenos para serem detectados através do exame manual dos seios.
- Mamografia de diagnóstico: é realizada em mulheres nas quais já foi detectado um sinal, como um nódulo ou um tecido mamário anormal. Esta deteção terá sido feita pela própria mulher, ao observar os seus seios, ou por um médico durante um exame clínico da mama, ou por uma mamografia de rastreio. O exame é então mais completo e um pouco mais longo, o que permite obter mais imagens da mama, mais pormenorizadas e obtidas de diferentes ângulos do que numa mamografia de rastreio. [7]

4.7.3 Mamógrafos

O aparelho utilizado para a mamografia é o mamógrafo (figura 1.4). Este aparelho é constituído por um tubo de raios X que gera raios X de baixa energia (entre 20 e 50 kV) e por um sistema de compressão das mamas. Em primeiro lugar, as duas mamas são comprimidas uma de cada vez. Esta compressão permite que o tecido mamário se disperse, facilitando a visualização das estruturas mamárias e reduzindo a dose de raios X aplicada. Na segunda fase, os dois seios são expostos a uma dose baixa de raios X. Isto produz uma projeção da mama num detetor plano. As radiografias são efectuadas com película de prata ou com sistemas de radiologia digital de alta qualidade. A análise da glândula mamária baseia-se nas diferenças de atenuação dos diferentes tipos de tecido. Na secção seguinte, detalhamos a anatomia da mama que, posteriormente, nos permite estabelecer a relação entre a natureza do tecido mamário e a infiltração dos raios X. [7]

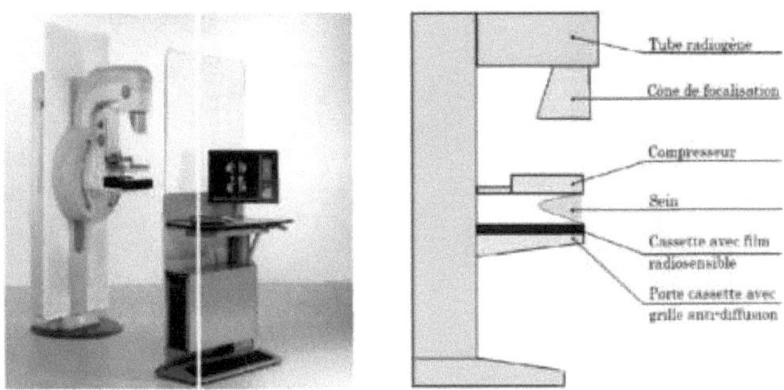

Figura 1.5 Mamografia.

4.7.4 Análise de imagens de mamografia

A imagem mamográfica é o resultado da atenuação de um feixe de raios X que atravessa os vários tecidos da mama. A atenuação deste feixe depende essencialmente da composição dos tecidos que o atravessam. [8]

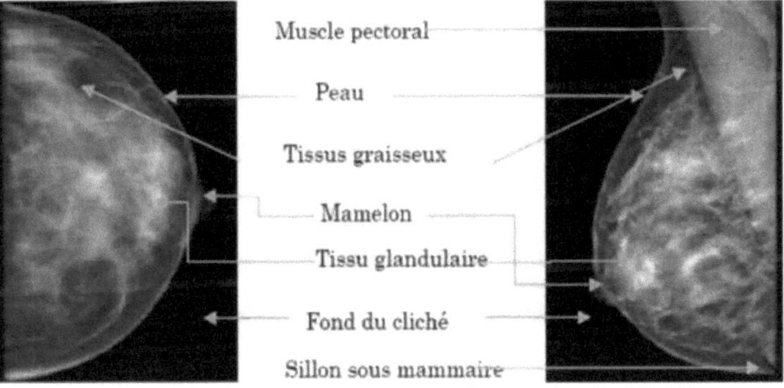

Figura 1.6 Anatomia radiológica de uma mama normal numa vista facial/oblíqua

4.7.5 Artefactos de mamografia

Uma mamografia digitalizada contém geralmente duas regiões distintas: a região exposta da mama e a região não exposta (fundo). A interpretação visual da mamografia resulta frequentemente na identificação de artefactos radiopacos, que podem estar fortemente relacionados com o sujeito, complicando a segmentação do tecido mamário e o reconhecimento de estruturas anormais.

Enquanto o sistema visual humano pode facilmente ignorar esses objectos durante a interpretação, um sistema de mamografia automatizado deve primeiro identificar e classificar esses artefactos, que causam erros de interpretação durante a análise da imagem. [9]

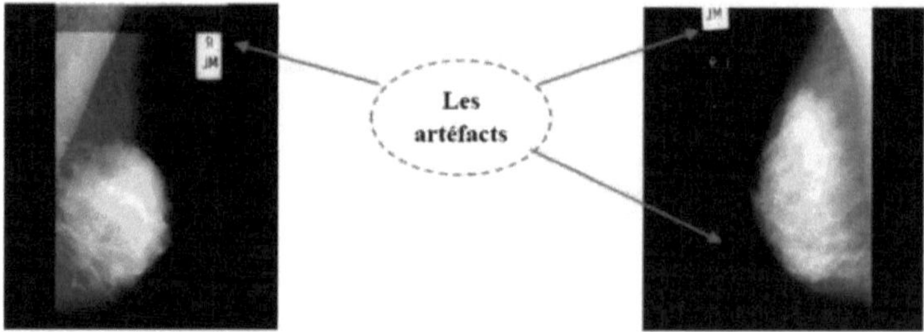

Figura 1.7: Artefactos de mamografia.

Estes artefactos dividem-se em duas categorias principais: etiquetas de película e artefactos opacos.

4.7.5.1 ***Etiquetas de filmes de mamografia :***

Os mamogramas são geralmente marcados com algum tipo de etiqueta de identificação permanente que contém informações sobre o exame efectuado. Estas etiquetas são indicadores radiopacos que mostram a lateralidade da mamografia (R/L, direita/esquerda), bem como indicadores de projeção MLO/CC. Por exemplo, uma vista oblíqua médio-lateral (MLO) da mama direita é marcada com RMLO e uma vista crânio-caudal (CC) da mama esquerda é marcada com LCC [9].

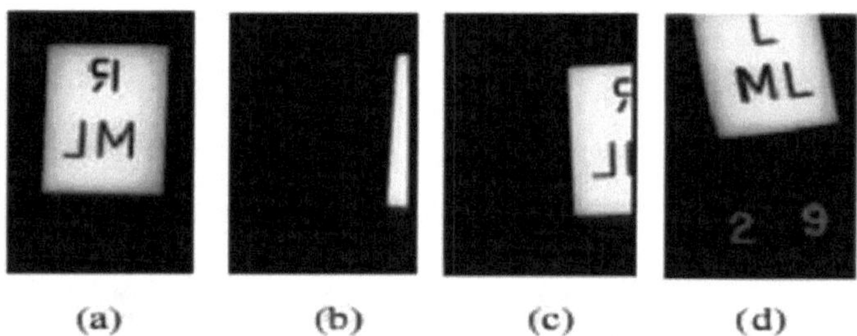

Figura 1.8: Rótulos de filmes de mamografia: (a) rótulo completo e (b-c-d) rótulos parciais.

4.7.5.2 ***Incidências em mamografia***

Dependendo da parte da mama que está a ser examinada, são utilizadas diferentes vistas. As vistas mais comuns são a vista oblíqua externa (ou medio-lateraloblíqua) e a vista frontal. [9]

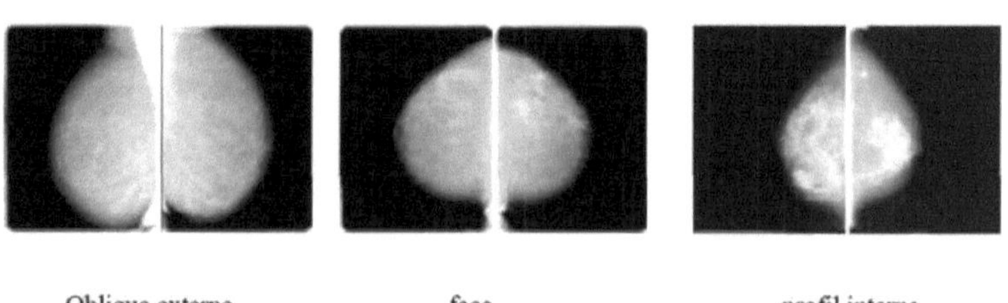

Oblíquo externo face perfil interior

Figura 1.9: Incidência da mamografia.

4.7.5.3 Artefactos radiopacos

Existem dois tipos de artefactos de rádio opacos: bandas ou cunhas de alta intensidade e marcadores opacos. Os marcadores opacos são etiquetas em que o texto está em alta intensidade (o retângulo que rodeia o texto não existe). Os cantos são bandas de alta intensidade que correm ao longo do bordo da mamografia. [9]

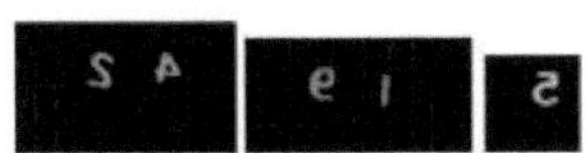

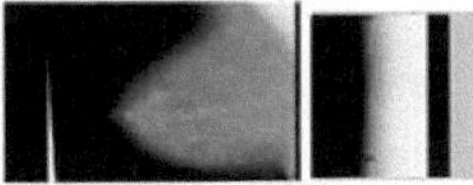

Figura 1.10: Artefactos radiopacos **Figura 1.11**: Bandas de alta intensidade

4.7.6 Anomalias radiológicas da mama

O rastreio do cancro da mama leva à descoberta de quatro tipos de anomalias puramente radiológicas: opacidades, microcalcificações, assimetrias de densidade e distorções arquitecturais. Este estudo centra-se na análise das micro-calcificações.

- ***Opacidades mamárias :***

Uma opacidade é uma anomalia do tecido conjuntivo ou epitelial. Corresponde a uma zona de sobredensidade anormal, que não se distingue da sobredensidade normal por um critério preciso, mas por uma combinação de diferentes caraterísticas: tamanho, densidade, contorno, forma, textura, etc. Por conseguinte, será facilmente visível numa zona adiposa e muito mais difícil de detetar numa zona densa de tecido conjuntivo [10]. É a experiência que permite ao radiologista distinguir uma opacidade numa mamografia. Uma sobredensidade em várias imagens tiradas em várias vistas diferentes é uma forte presunção a favor da opacidade.

- ***Calcificações mamárias :***

As calcificações são pequenos depósitos de cálcio, opacos aos raios X e visíveis na mamografia. A sua origem nem sempre é conhecida, mas podem estar ligadas a secreções celulares. A sua morfologia é determinada pelo local onde se formam[11]. [Uma análise detalhada das calcificações revela duas categorias principais:

1. ***macrocalcificações*** :

São depósitos grosseiros de cálcio na mama, com um aspeto muito distinto na mamografia. São sempre identificados como condições benignas.

2. ***microcalcificações :***

São pequenos depósitos de cálcio, entre (200-500) µm, no limite da visibilidade. Podem ser benignos ou malignos (Fig. 1.8): a sua natureza é determinada por micro ou macro-biópsia. Devem ser interpretados de acordo com vários critérios:

- ***Tamanho***: As calcificações no cancro ductal in situ variam muito em tamanho. É a diferença de tamanho que deve ser tida em conta na avaliação das calcificações.
- ***Número de mcs***: Regra geral, qualquer agrupamento de mais de 4 calcificações deve ser removido quando estas calcificações têm outras caraterísticas que podem sugerir malignidade. [11]
- ***Localização***: Podem ser difusos, afectando uma grande área da mama, ou por vezes toda a árvore ductal. Por vezes, são mais localizados. De acordo com os trabalhos de Lanyi e Zitat, as formações geométricas são quase sempre sinónimo de cancro, enquanto as formações mais difusas têm mais probabilidades de serem benignas. [11]
- ***Forma***: Este é, sem dúvida, o elemento essencial na avaliação da malignidade. As calcificações arredondadas ou ovais são provavelmente as mais comuns.

Benignos. Pelo contrário, quanto mais irregulares forem, maior é a probabilidade de serem malignos.

5 Sistema CAD (deteção assistida por computador) para mamografia

Desde há alguns anos, várias equipas de investigação tentam desenvolver sistemas informáticos de análise de imagens mamográficas. Estão a ser exploradas várias vias, incluindo a classificação automática das anomalias detectadas, o reconhecimento de padrões e a deteção. Os sistemas de deteção assistida por computador CAD já se encontram no mercado e os resultados são amplamente publicados na imprensa científica internacional.

Um CAD é um sistema de hardware e software que analisa imagens médicas e ajuda o especialista no seu trabalho de deteção. Mais especificamente, é frequentemente composto por um detetor e um classificador (inteligência artificial). O detetor detecta microcalcificações e massas, quer sejam benignas ou malignas. Isto confere um significado médico à deteção. O O CAD não faz, obviamente, um diagnóstico. Classifica a doença em categorias: benigna, maligna, normal, indeterminada, etc. Alguns sistemas eliminam os elementos detectados que são, por exemplo, benignos ou normais. O resto é destacado e deixado à apreciação do médico, que é o único a fazer o diagnóstico. [12]

6 Conclusão

Este capítulo permitiu-nos salientar o valor da mamografia e as informações preciosas que fornece para o diagnóstico dos tumores. A aplicação de ferramentas de tratamento de imagem permite a deteção de tumores para ajudar e facilitar o diagnóstico pelo médico. Para isso, é necessário um conhecimento suficiente dessas ferramentas, que é o objeto do segundo capítulo.

Capítulo 2

Imagem de mamografia

imagens de mamografia

1 *Introdução*

O objetivo do processamento de imagens médicas é extrair informações úteis para o diagnóstico das imagens adquiridas, revelando detalhes difíceis de ver a olho nu, evitando a criação de artefactos falsamente informativos. Para o conseguir, o processamento utiliza ferramentas e algoritmos para atuar sobre a imagem digitalizada. Reconstrução de formas, segmentações, quantificações, análises funcionais, até mesmo simulações (órgãos virtuais, pacientes virtuais), todas estas ferramentas de processamento contribuíram para melhorar a qualidade das imagens adquiridas, para a sua interpretação e, sobretudo, para uma melhor abordagem do diagnóstico.

A segmentação é uma das etapas da análise de imagens médicas e é considerada uma etapa essencial em qualquer processo de análise de imagens. É um processo de baixo nível que precede as fases de medição, compreensão e decisão. O seu objetivo é dividir a imagem em regiões relacionadas e homogéneas de acordo com um critério de homogeneidade.

Neste capítulo, apresentaremos as várias técnicas de segmentação de imagens e concluiremos com uma revisão do estado da arte na segmentação de imagens médicas.

2 *Processamento de imagens*

Trata-se de um conjunto de operações relativas à recolha, registo, tratamento, modificação, edição, etc. de dados. Deixemos de lado os termos registo e edição. O princípio geral do tratamento de imagens é, portanto, com exceção de alguns pormenores, um sistema que recebe imagens, aplica-lhes um tratamento e produz informações relacionadas com a aplicação pretendida **[13]**. Uma fonte de radiação envia ondas para um objeto, que são depois reflectidas e recolhidas por um sensor. O sensor transforma estas ondas num conjunto de pontos. Estes pontos são processados e a informação é produzida na saída do sistema. O processamento de imagens pode ser resumido em quatro fases principais:

- ***Aquisição de imagens :***

Implementação dos processos físicos envolvidos na formação de imagens, seguida de formatação para que essas imagens possam ser processadas por sistemas informáticos.

- ***Pré-processamento de imagens :***

O seu objetivo é melhorar estas imagens quando contêm ruído ou defeitos.

- ***Segmentação de imagens :***

O seu objetivo é construir uma imagem simbólica gerando regiões homogéneas de acordo com um critério previamente definido.

- **Análise de imagens:** consiste em extrair parâmetros ou funções representativas da imagem ou das regiões.

Estas etapas podem ser ilustradas por um exemplo simples **[14]**.

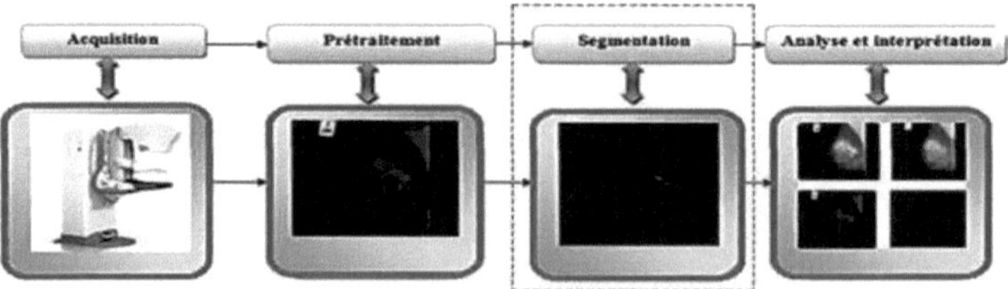

Figura 2.1: Etapas do processamento de imagens.

2.1 Pré-processamento de imagens

Uma primeira etapa, frequentemente utilizada, consiste em preparar as imagens antes da deteção. Uma vez que as estruturas que procuramos nem sempre são facilmente discerníveis, uma etapa de pré-processamento destinada a realçá-las pode facilitar a sua deteção [14].

O cancro da mama (como todos os cancros em geral) deve ser detectado na sua fase inicial para maximizar as hipóteses de sobrevivência. No entanto, nesta fase, é muito difícil detetar a patologia no tecido mamário circundante a olho nu sem um pré-processamento específico da imagem adquirida. O principal objetivo desta fase é, portanto, aumentar o contraste entre a lesão mamária (quer se trate de uma massa ou de microcalcificações) e o resto da imagem para facilitar o tratamento posterior. Se uma região de interesse difere em luminosidade menos de 2% do resto da imagem, ela permanece indistinguível a olho nu (Dengler et al. 1993). O pré-processamento de imagens mamográficas é conhecido como realce ou aumento de contraste.

2.2 Modificação de histogramas de mamografia

a) Expansão dinâmica :

A modificação do histograma consiste em distribuir as frequências de aparecimento dos pixels pela largura do histograma para variar os contrastes de forma definida e diferente consoante o intervalo de (NG) considerado. Esta transformação apenas melhora a qualidade visual da imagem, uma vez que a informação presente não se altera.

b) Equalização de histograma

A legalização do histograma é uma ferramenta frequentemente útil para melhorar certas imagens de má qualidade (mau contraste, imagens demasiado escuras ou demasiado claras, má distribuição dos níveis de intensidade, etc.) **[15].**

Esta transformação consiste em tornar o histograma dos níveis de cinzento da imagem tão plano quanto possível. Pretendemos que cada nível de cinzento esteja igualmente representado na imagem.

c) Inversão de histograma :

Esta operação consiste em inverter os valores dos pixels em relação à média dos valores possíveis. Numa imagem mamográfica patológica, esta operação permite que as opacidades sejam melhor visualizadas (o preto num fundo claro será melhor percepcionado do que o branco num fundo preto).

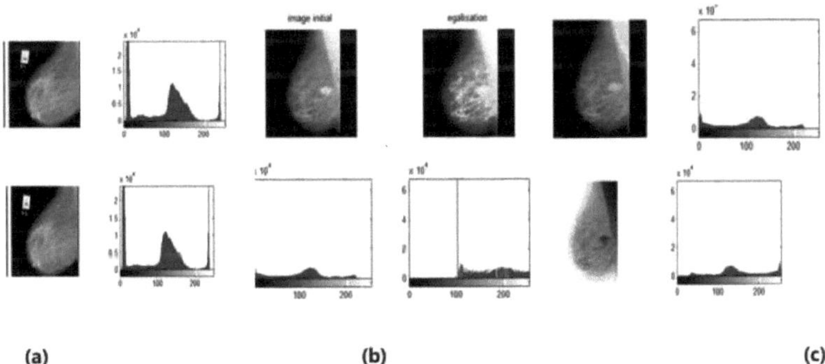

(a) (b) (c)

Figura 2.2 Técnicas de melhoramento do contraste: (a) expansão da gama dinâmica, (b) equalização do histograma, (c) inversão do histograma.
(b) equalização de histogramas, (c) inversão de histogramas.

2.3 Filtragem de mamografias

Para melhorar a qualidade visual de uma imagem, é necessário eliminar os efeitos do ruído, submetendo-a a um processo designado por filtragem. A filtragem é uma operação que consiste em aplicar uma transformação à totalidade ou a parte de uma imagem digital. O princípio da filtragem consiste em modificar o valor dos pixels de uma imagem, geralmente com o objetivo de melhorar a sua aparência [16].

2.3.1 Filtragem espacial linear

a) ***Filtro passa-baixo (suavização)***

Este filtro não afecta os componentes de baixa frequência nos dados da imagem, mas deve atenuar os componentes de alta frequência.

b) ***Filtro passa-alto (ênfase)***

Os contornos são recuados e extraídos no domínio da frequência através da aplicação de um filtro passa-alto. O filtro digital passa-alto tem as seguintes caraterísticas

Caraterísticas inversas do filtro passa-baixo: não afecta os componentes de alta frequência de um sinal, mas tem de atenuar os componentes de baixa frequência.

c) ***Filtro de Gauss***

Trata-se de um filtro linear passa-baixo. Os valores dos coeficientes são determinados de acordo com uma função Gaussiana. A vantagem do filtro Gaussiano é que o grau de filtragem pode ser facilmente ajustado através do parâmetro de desvio padrão.

Seja A[x, y] uma imagem original e B[x, y] a imagem filtrada de tal forma que :

$B(x, y)=G(x, y)*A(x, y)$ **(2.1)**

2.3.2 Filtragem espacial não linear

a) ***Filtro mediano***

Os filtros de média tendem frequentemente a desfocar a imagem e, por conseguinte, a perder informações sobre os contornos caracterizados por fortes variações de intensidade. Para reduzir este efeito, deixamos de calcular a média sobre a vizinhança e adoptamos o valor mediano sobre esta vizinhança: é o chamado filtro mediano.

2.3.3 Filtragem morfológica

Um filtro morfológico é um operador Φ crescente e idempotente:

$x \leq y \rightarrow \Phi(x) \leq \Phi(y) \quad \Phi(\Phi(x)) = \Phi(x)$ **(2.2)**

Embora as operações de dilatação e de erosão não sejam reversíveis, a sua sucessão permite desenvolver duas novas operações morfológicas, nomeadamente a abertura e o fecho. [17]

a) Abertura morfológica

De um conjunto X, denotado XoB, é a erosão por Bs seguida de dilatação com B :

$X \circ B= D_{Bs} [E_B (X)]$ **(2.3)**

Em todo o caso, como estamos a utilizar elementos simétricos, isto equivale a efetuar as duas operações com o mesmo núcleo. A abertura é portanto :

$X \circ B=D_B (E_B (X))$ **(2.4)**

b) Encerramento morfológico

De um conjunto X, denotado X·B, é a sequência de uma dilatação seguida de uma erosão pelo mesmo elemento estruturante B :

X" B= EB (DB (X)) (2.5)

c) Transformação da cartola:

A noção de cartola, devida a F. Meyer, é um resíduo destinado a eliminar as variações lentas do sinal ou a amplificar os contrastes. Por conseguinte, aplica-se essencialmente a funções (imagens digitais).

> Cartola branca (*WTH),*

Define-se como a diferença algébrica entre a identidade (f) e a sua abertura OB(f) de tal modo que: WTHB(f)=f - OB(f) **(2.6)**

Por simetria, para extrair o Vallès ou realçar as estruturas escuras da imagem, definimos

> ***A cartola preta:***

Define-se como *"black top* hat" (BTH) a diferença algébrica entre o fecho FB(f) e a identidade (f) tal que :

BTHB(f)= FB(f) -f **(2.7)**

A figura (2.3) mostra que a aplicação de uma cartola branca permite

Detetar todas as estruturas claras na imagem (Mcs) :

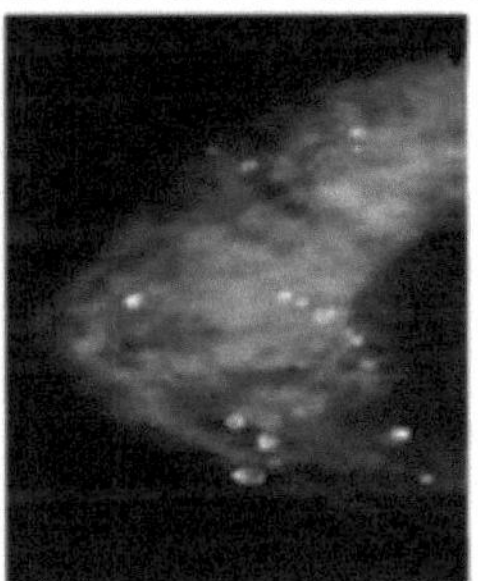

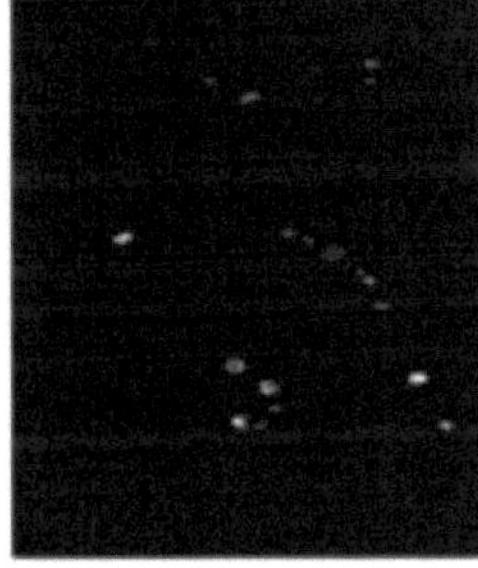

Figura2.3 Aplicação da transformação "white top hat" a imagens de mamografia NG para a deteção de lesões mamárias

d) Filtros alternativos sequenciais :

Definimos *Filtro Alternativo Sequencial Negro* de tamanho n, denotado FASN(n), como uma iteração de aberturas e fechos sucessivos de tamanho crescente. Este filtro exprime-se da seguinte forma: *FASN (n) =FnOn...F2O2 F1O1* ***(2.8)***

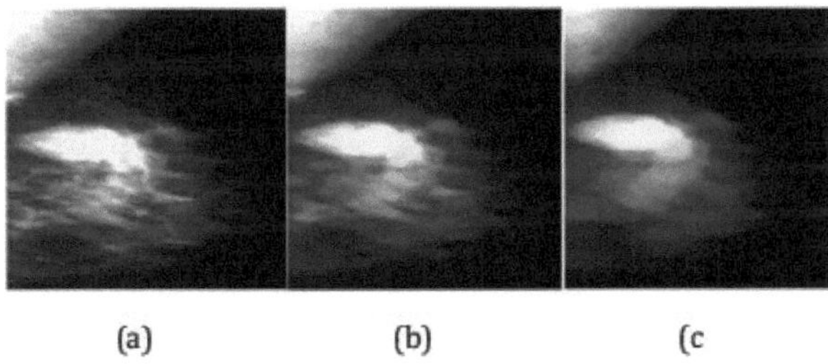

(a) (b) (c

Figura 2.4 Aplicação de filtros alternados sequenciais a imagens de mamografia (a) utilizando elementos estruturantes de tamanho 2 (b) e de tamanho 7 (c) Segmentação de mamografias

O objetivo da análise de imagens é extrair informação como forma, cor, contorno, textura, etc., e para isso a segmentação é um dos processos fundamentais na cadeia de processamento de imagem. Na literatura são propostas várias técnicas, cada uma com as suas vantagens e desvantagens. Apresentamos 3 das técnicas mais utilizadas aplicadas à mamografia:

- Abordagem de segmentação baseada em contornos.
- Abordagem de segmentação regional.
- Segmentação por LPE.

- 4 Segmentação por classificação.

3 Objetivo da segmentação

O objetivo da segmentação de imagens é dividir a imagem em áreas de interesse correspondentes a objectivos na cena de onde foi retirada. Isto fornece uma representação da informação contida na imagem e é um primeiro passo para a sua interpretação. No caso da segmentação de imagens médicas, o objetivo é **[18]** :

- Estudar as estruturas anatómicas.
- Identificar regiões de interesse, localização de tumores, lesões e outras anomalias.
- Medição do volume do tecido para medir o crescimento do tumor.
- Ajuda a planear o tratamento antes da radiologia, calculando a dose de radiação.

A segmentação é baseada em **[19]** :

- Um conjunto de entidades,
- um conjunto de atributos que caracterizam essas entidades,
- relações topológicas entre estas entidades,
- atributos relacionais.

Procuramos partições de dados com propriedades intrínsecas em relação a atributos e relações topológicas (4-conexão e 8-conexão).

Assim, um problema de segmentação de imagens pode ser caracterizado por um conjunto de critérios de homogeneidade que determinam as propriedades das partições de imagens que procuramos.

O critério que define a homogeneidade é, portanto, um fator determinante no desempenho da segmentação. Os principais critérios utilizados são a escala de cinzentos, a cor para imagens a cores e a textura **[19]**.

Foram propostas numerosas técnicas de segmentação na literatura **[19]**, mas a maior parte delas requer vários parâmetros, cujo ajuste exige frequentemente conhecimentos humanos.

4 As diferentes abordagens de segmentação

Existem muitos métodos de segmentação. Nesta secção, apresentaremos as várias técnicas conhecidas, organizando-as de acordo com a abordagem que as rege. Selecionámos cinco abordagens.

Esta classificação e as suas ramificações são apresentadas na figura seguinte **[20]**.

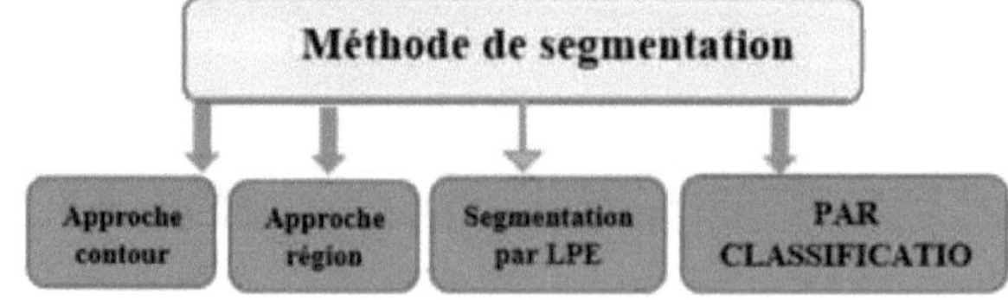

Figura 2.6. Classificação de diferentes métodos de segmentação

5.1 Segmentação por abordagem regional

A segmentação baseada em regiões é uma abordagem em que as superfícies são construídas agrupando pixels vizinhos de acordo com um critério de homogeneidade **[21]**.

A segmentação por região cria um conjunto de regiões com as seguintes propriedades:

- Se juntarmos todas as regiões, obtemos a imagem completa.
- As regiões estão relacionadas, ou seja, todos os pixéis da mesma região são contíguos.
- Todos os pixels da mesma região são homogéneos.

Esta abordagem difere, por exemplo, das segmentações baseadas em arestas ou limiares, em que as regiões criadas não têm todas estas propriedades. Os seguintes métodos podem ser distinguidos dentro desta abordagem:
As regiões semelhantes adjacentes são fundidas com as sementes iniciais, resultando em regiões maiores. Considerando as regiões assim obtidas, o processo é então iterado até se esgotar o número de regiões susceptíveis de serem fundidas **[22]**.
Um conjunto de regiões com as seguintes propriedades:

- Se juntarmos todas as regiões, obtemos a imagem completa.
- As regiões estão relacionadas, ou seja, todos os pixéis da mesma região são contíguos.
- Todos os pixels da mesma região são homogéneos.

Esta abordagem distingue os seguintes métodos:

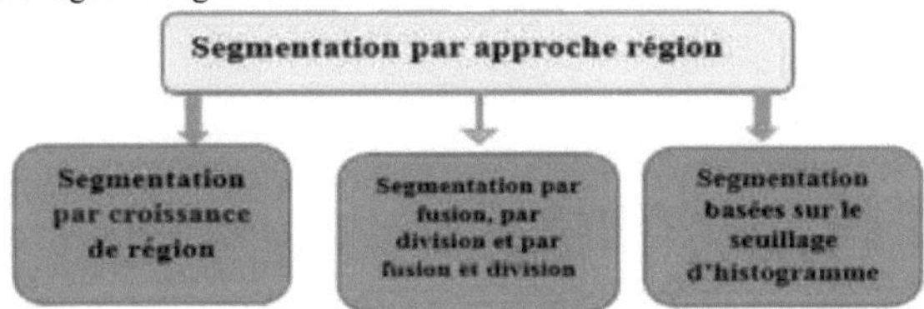

Figura 2.7. Diferentes métodos de segmentação utilizando uma abordagem regional

5.1.1 Métodos de crescimento regional

Os métodos de segmentação por crescimento de região baseiam-se na utilização de pontos de semente, que são escolhidos manual ou automaticamente. Estas sementes designam os pontos de partida ou as regiões da imagem a segmentar. Utilizando medidas de semelhança, cada semente é comparada com a sua vizinhança espacial imediata. Com base nestas medidas de semelhança, as regiões semelhantes adjacentes são fundidas com as sementes iniciais, resultando em regiões maiores. Considerando as regiões assim obtidas, o processo é então iterado até que todas as regiões susceptíveis de serem fundidas estejam esgotadas **[22]**.

- ***O algoritmo é globalmente :***
- escolha de sementes regionais.
- integração gradual dos pixéis vizinhos em cada rebento.
- um pixel é conquistado se a diferença entre o seu NG e o NG médio da região for faible

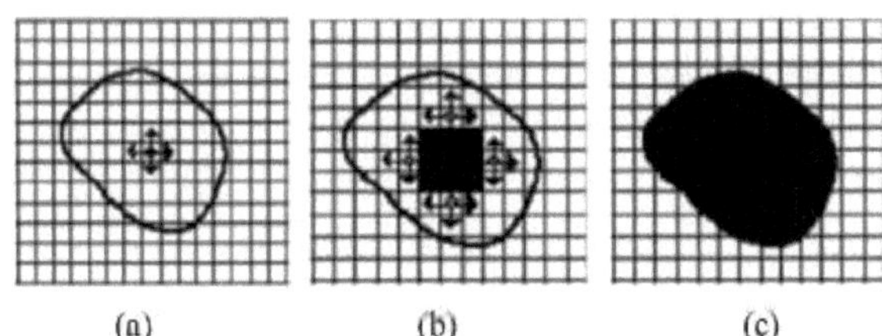

Figura 2.8 O processo de um algoritmo de crescimento de regiões. (a) Sprout. (b) Processo de agregação após algumas iterações. (c) O resultado da segmentação.

5.1.2 Abordagem baseada na fusão e divisão de regiões

a- Segmentação por divisão :

Estas abordagens dividem a imagem original em regiões mais pequenas de acordo com um critério de heterogeneidade. O corte é interrompido quando não existem mais regiões não homogéneas [23].

O princípio desta técnica consiste em considerar a própria imagem como a região inicial, que é depois dividida em regiões. O processo de divisão é repetido para cada nova região (resultante da divisão) até se obterem classes homogéneas [24].

b- Segmentação por fusão de regiões (Merge)

As técnicas de fusão de regiões são métodos ascendentes em que todos os pixéis são visitados. Estes métodos funcionam através do agrupamento de pixels ou grupos de pixels de acordo com um critério de homogeneidade para obter um conjunto de regiões homogéneas [25]. Seguem uma hierarquia em forma de árvore.

Foram propostas na literatura várias regras de agrupamento. Algumas dessas regras envolvem :

Propriedades estatísticas como a média ou a variância dos níveis de cinzento das regiões, o gradiente médio dos limites das regiões, o contraste máximo das regiões ou outras estatísticas locais que expressem o estado da superfície das regiões;

- Propriedades geométricas ou morfológicas, como o alongamento ou a compactação de regiões.

Duas regiões são agrupadas se, por exemplo, um fator de forma for mantido ou melhorado após a sua fusão.

c- Segmentação por divisão e fusão

Propostos por Horowitz [26], reúnem todos os algoritmos utilizados nas técnicas anteriores (métodos de fusão e métodos de divisão).

O processo de segmentação decorre em duas fases:

- Dividir iterativamente a imagem explorando as caraterísticas específicas de cada região segundo um critério de heterogeneidade (superfície, intensidade luminosa, colorimetria, textura, etc.) até obter blocos contendo exclusivamente pixéis semelhantes.
- Fundir os blocos vizinhos se forem semelhantes e repetir a operação até que as caraterísticas da imagem satisfaçam uma condição predefinida: número de regiões, brilho, contraste ou textura.

5.1.3 Métodos de segmentação baseados na limiarização de histogramas

Estes são métodos básicos de segmentação de imagens [27]. O princípio geral da limiarização consiste em procurar um valor de limiar adequado e, em seguida, classificar todos os pixels da imagem de acordo com o valor dos seus níveis de cinzento em relação a esse limiar, a fim de separar as regiões de interesse do fundo da imagem.

De um modo geral, os métodos de limiarização podem ser classificados em duas categorias:

a- Métodos de limiarização global

É considerado o método de referência no domínio da limiarização de histogramas. Estes métodos são amplamente utilizados na segmentação de imagens mamográficas para detetar áreas tumorais ou calcificações. [28].

O princípio deste método consiste em separar os pixéis de uma imagem em duas classes: ! (fundo), " (objeto) com base num limiar S. A classe "fundo" contém todos os pixels com um nível de cinzento inferior ao limiar S, enquanto a classe "objeto" contém todos os pixels com um nível de cinzento superior a S. [29].

b- Métodos de limiarização local

Estes métodos têm por objetivo aperfeiçoar localmente o valor do limiar para melhor identificar as regiões de interesse. O valor do limiar é determinado limitando a informação contida na vizinhança local de cada pixel **[30]**. Estes métodos demonstraram frequentemente uma melhor eficiência de deteção do que os métodos de limiarização global. Note-se que os métodos de limiarização local não têm sido utilizados apenas para a segmentação de imagens, mas também têm sido explorados como um passo de pré-processamento dedicado para outros algoritmos, como os baseados em campos de Markov **[30]**.

5.2 Segmentação do contorno :

Um contorno é um conjunto de pixéis que formam um limite entre duas ou mais regiões vizinhas. A espessura de um contorno é de um ou mais pixéis e é definida por uma variação "rápida" das caraterísticas.

(a)- Arestas Circunscrito (b)- Arestas apagado (c)- Arestas micro-lobulado (d)- Arestas mal definido (e)- Arestas especuladas

Figura 2.9: Representação esquemática dos contornos de massa

Em geral, uma opacidade regular, redonda, oval ou lobulada, bem delimitada e com um contorno claro não é motivo de preocupação, uma vez que se trata, a priori, de lesões benignas. No entanto, esta regra não é absoluta, uma vez que alguns cancros podem ter as mesmas caraterísticas. No entanto, uma opacidade anormal com um centro hiperdenso; limites pouco claros e irregulares são sinais de suspeita de malignidade. [31]

Os métodos de extração de bordos baseiam-se na deteção de descontinuidades na imagem e podem ser divididos em três classes:

- métodos derivativos ;
- métodos analíticos ;
- métodos baseados em contornos activos.

Podemos citar abordagens baseadas no método derivativo, como a operação de gradiente,

A operação Laplaciana e vários filtros, como os filtros sobel, prewitt e roberts ou abordagens analíticas como o filtro canny. Estes tipos de técnicas não são muito úteis porque podem dar origem a contornos não fechados e são sensíveis ao ruído. A terceira abordagem para a deteção de contornos é proposta pelos contornos activos (snakes). Este método será descrito em pormenor mais adiante. **[31]**.

5.2.1 Modelos deformáveis

Nos últimos anos, os modelos deformáveis, um dos métodos mais populares de segmentação de contornos, têm sido amplamente utilizados na segmentação de imagens. A ideia subjacente aos modelos deformáveis é bastante simples. O utilizador determina uma estimativa inicial para o contorno que é depois deformado por forças derivadas da imagem até que os objectos desejados sejam delineados.

Podem distinguir-se dois tipos principais de modelos deformáveis: **[32]**

- **Modelos paramétricos deformáveis**
- **Modelos geométricos deformáveis**

5.2.2 ***6.2.2*** *Modelos paramétricos deformáveis*

a- Contorno ativo (serpente)

Os contornos de serpente activos são curvas fechadas dispostas numa imagem que se pretende fazer convergir para uma determinada área da imagem, movendo-as iterativamente. Estas curvas são definidas no domínio da imagem e podem mover-se sob a influência de forças internas à curva e de forças externas calculadas a partir dos dados da imagem. Uma energia interna (E Int) que depende unicamente da forma da serpente e representa uma restrição à regularidade da curva. Uma energia potencial (E image) ligada à imagem, que caracteriza os elementos da imagem (I) pelos quais a serpente deve ser atraída. Uma energia de restrição (Econt) ligada ao problema; por exemplo, a distância mínima entre dois pontos da serpente ou a passagem da serpente por pontos de controlo. [33]

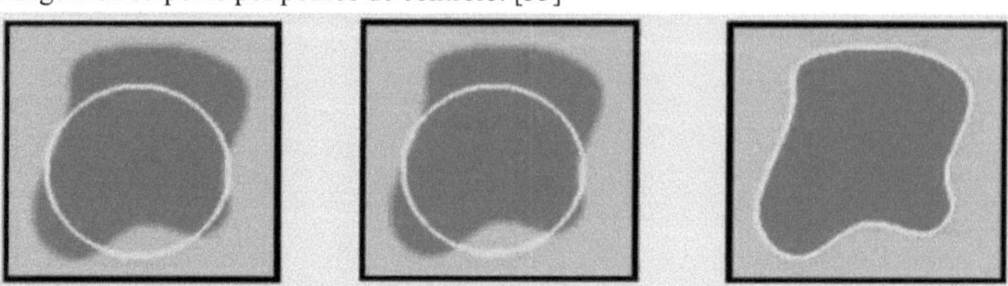

Figura 2.10: Princípio do contorno ativo

5.2.3 Modelos geométricos deformáveis

a- *Segmentação por conjuntos de níveis*

O método dos Conjuntos de Nível Zero é um método de simulação numérica utilizado para a evolução de curvas e superfícies em domínios discretos.

A ideia básica subjacente ao método do conjunto de níveis consiste em considerar uma curva (ou interface) em movimento como o nível zero de uma função de dimensão superior. Para uma curva 2D, esta interface (Ψ) é a intersecção de uma hiper-superfície (de dimensão 3) com um plano A

Os pontos que definem esta interface deslocar-se-ão em direção à normal com uma velocidade ***F***, de acordo com a seguinte equação **[34]** :

$$Tt+1+F[_{ATt}]=0(2.9)$$

Esta velocidade ***F*** é composta por três termos: um termo constante (semelhante à força de inflação utilizada em modelos deformáveis), um termo que depende da curvatura local

Em cada ponto e um termo dependente da imagem (no nosso caso, os bordos da imagem).

O diagrama numérico da equação de deslocamento da interface é descrito pela equação :

$$T_{n+1} = T_n - dt^* k_1 (x, y)^*(U_n - s K)^*[AT_t] \; s \in [0, 1] \quad (2.10)$$

Com :

Un(*m*, σ) =±1, função de associação que define a zona ou o objeto a procurar.

K = A .[AT/ AT], curvatura local em cada ponto da interface

kI(*x*,*y*) , um critério de paragem dependente da imagem de gradiente.

A inicialização é efectuada com uma ou mais formas iniciais.

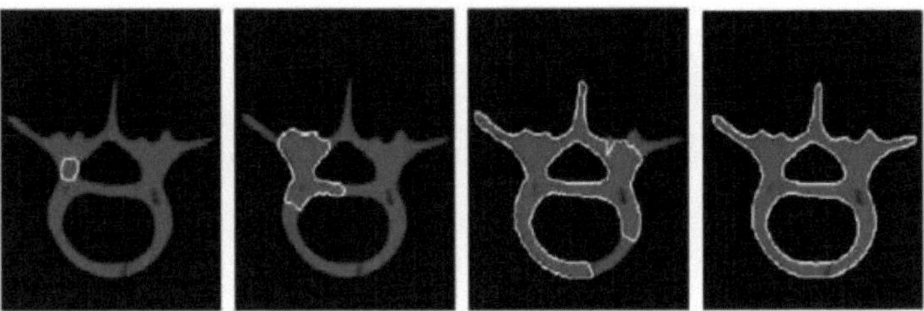

Figura 2.11: Princípio dos conjuntos de níveis

A principal vantagem deste método é a capacidade de gerir automaticamente a alteração da topologia da curva em evolução.

E as suas limitações:

- Problema de divergência: método de resolução.
- Interpolação: perda de material.
- Custo de cálculo: Reposição da função de distância.

5.3 Segmentação por bacia hidrográfica (LPE)

A Bacia Hidrográfica (LPE) utiliza uma descrição das imagens em termos geográficos (Fig. 2.12). Não se aplica à imagem original, mas à imagem da sua

Gradiente morfológico em que o nível de cinzento de cada ponto corresponde a uma altitude. É então possível definir a bacia hidrográfica como a crista que forma o limite entre duas bacias hidrográficas. Uma bacia hidrográfica é uma zona geográfica a partir da qual uma gota de água, seguindo a linha de maior declive, chegará a um determinado mínimo. Um mínimo está associado a uma bacia hidrográfica. [35]

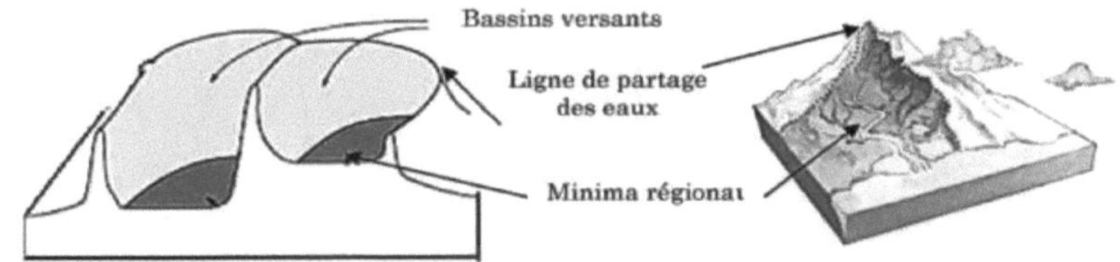

Figura2.12 Caraterísticas tomográficas de uma imagem digital

De um modo geral, para descrever este algoritmo, os processos de inundação, uma descrição particular da imagem vista como um relevo topográfico :

Podemos imaginar que esta superfície topográfica é perfurada nos locais dos mínimos (Fig. 2.13). Mergulhemos lentamente esta superfície num lago (bacia hidrográfica). A água fluirá através dos orifícios (ou seja, os mínimos locais). Assim, o nível da água sobe a uma velocidade constante e é uniforme em toda a área da bacia hidrográfica.

Quando as águas de dois mínimos diferentes se encontram, é construída uma barragem para impedir que se misturem.

Quando toda a superfície topográfica tiver sido engolida, apenas as barragens emergirão, delimitando as áreas de captação como mínimos locais da função f.

Estas barragens formam a bacia hidrográfica.

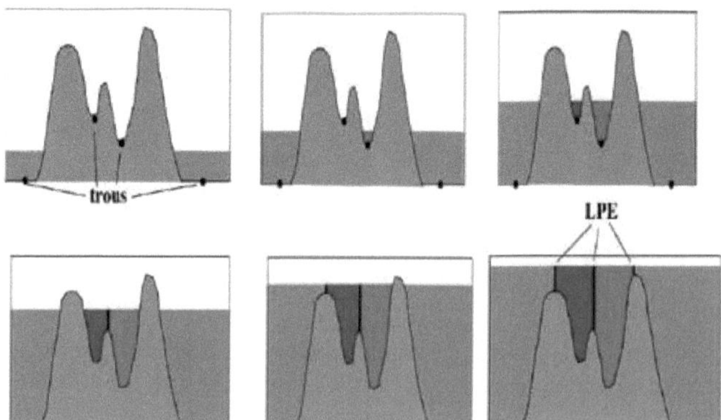

Figura2.13 O processo de construção da EPL

No entanto, a aplicação do algoritmo LPE a imagens naturais produz uma sobre-segmentação. Para evitar este fenómeno, a topologia do EPL deve ser limitada.

5.3.1 A EPL sob a restrição de marcadores

O princípio da modificação homotópica do gradiente consiste em impor os marcadores das Regiões a segmentar como mínimos do gradiente, eliminando todos os outros mínimos indesejáveis que estão na origem de qualquer sobre-segmentação (Fig. 2.14). Este Gradiente é então inundado com todos os marcadores. Uma e apenas uma linha divisória está então presente entre cada marcador, e tende a situar-se no contorno dos objectos a serem segmentados, que já foram pré-detectados pelo gradiente.

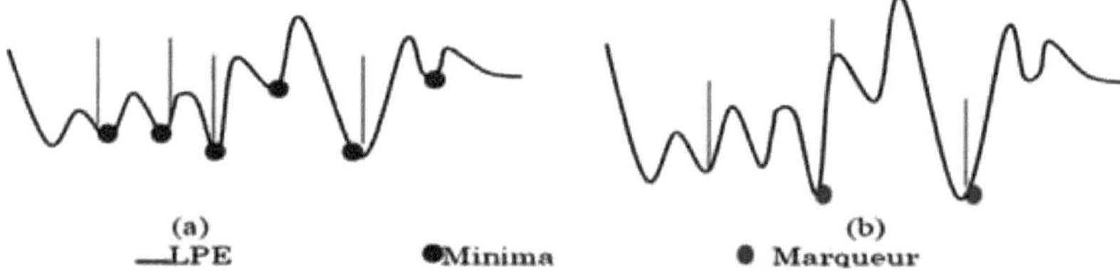

Figura 2.14 Processo LPE de inundação com tensão (b) e sem tensão (a)

5.4 Segmentação por classificação :

Entre as técnicas de segmentação de imagens, a classificação é um dos procedimentos mais utilizados. A classificação de imagens consiste em dividir a imagem num conjunto de classes disjuntas. Existem duas abordagens à classificação de imagens: _ A abordagem supervisionada. A abordagem não supervisionada

6 Panorâmica superficial de alguns trabalhos para a deteção de lesões mamárias :

Nos sistemas de auxílio ao diagnóstico (SAD), a segmentação de massas mamárias e microcalcificações é uma tarefa importante e delicada, dado que os processos subsequentes de descrição, classificação e registo estão estritamente ligados ao resultado da segmentação. Consequentemente, uma boa deteção do contorno da lesão produz uma descrição fiel às suas caraterísticas. Como resultado, podemos assegurar uma classificação que minimiza a taxa de falsos positivos e maximiza a taxa de verdadeiros negativos.

No entanto, foi demonstrado que a deteção de massas é mais difícil do que a deteção de

SAMs (Malagelada, 2007). De facto, é difícil distinguir as massas das regiões normais devido ao seu baixo contraste e aos bordos ambíguos parcialmente mascarados pelo tecido. [35]
Os métodos de limiarização deram um contributo considerável para a segmentação de Massas mamárias (Kom et al. 2007; Kurt et al. 2014).
(Mudigonda et al., 2001) utilizaram a limiarização multinível para detetar contornos fechados. A principal desvantagem desta abordagem é o facto de assumir que as massas têm uma densidade uniforme em relação ao fundo da imagem, o que nem sempre se verifica (Cheikhrouhou, 2012).
Outro trabalho no mesmo contexto é (Kai et al. 2017) onde os autores realizaram uma limiarização adaptativa de dois estágios (DuSAT). Uma limiarização global que se centra na análise dos picos do histograma (HPA) de toda a imagem, o limiar é obtido através da maximização do critério de limiarização proposto. A limiarização local é então realizada para cada pixel numa janela de vizinhança definida para fornecer resultados de segmentação precisos [35].
Muito recentemente, Anitha e a sua equipa (Anitha et al. 2017) procederam da mesma forma que Kai (Kai et al. 2011). Outros métodos foram propostos e basearam-se em transformadas wavelet para melhorar o contraste das imagens mamográficas (Vikhe e Thoul, 2016) antes da aplicação de uma técnica de limiarização adaptativa. Para extrair a região do tumor, os autores em (Elmoufidi et al. 2017) utilizaram padrões binários locais (LBP) que comparam o nível de luminância de um pixel com os níveis dos seus vizinhos.
Por conseguinte, este facto fornece informações sobre a textura [35].
A segmentação morfológica com recurso a linhas de água atraiu um grande interesse na comunidade de processamento de imagens e numerosos estudos provaram a eficácia deste método na deteção de massas mamárias (Hsu, 2012).
Como discutido anteriormente, a EPL envolve primeiro um passo de pré-processamento para evitar a segmentação excessiva. Como resultado, após uma etapa de filtragem morfológica (Anuradha et al. 2015) propôs a EPL clássica aplicada no gradiente da imagem filtrada para obter contornos de massa.
(Dubey et al. 2010) demonstraram a eficácia da EPL na deteção de massas em termos de rapidez e precisão, comparando-a com uma abordagem semi-automática baseada em conjuntos de níveis [35].

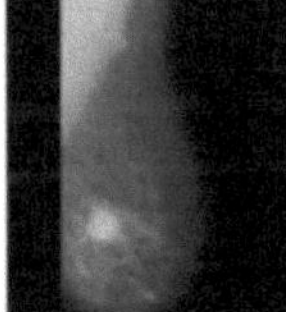
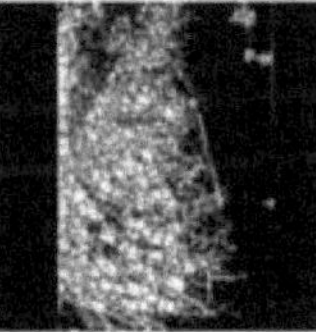
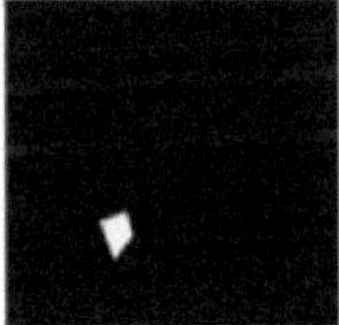

FIGURA 2.15 Etapas de segmentação propostas por (Anuradha et al, 2015): da esquerda para a direita, imagem inicial, gradiente Watershed e marcadores, deteção de massa mamária.

A técnica de crescimento de regiões tem sido utilizada por vários investigadores (Berber et al. ,2012; Melouah, 2015), todos eles notando que o pré-processamento é necessário para uma boa convergência dos contornos (Figura 2.15).
Os autores em (Görgel et al. 2013) começaram por utilizar a filtragem homomórfica na sua abordagem para melhorar o contraste da imagem e, em seguida, o método de crescimento de regiões para encontrar regiões tumorais semelhantes a massas.

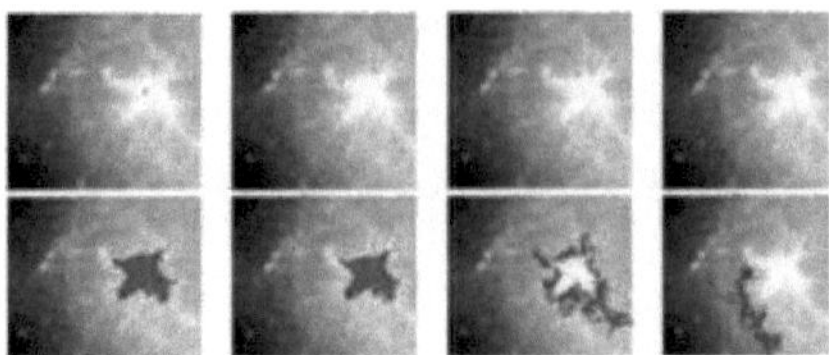

FIGURA 2.16 Exemplos de diferentes posições germinativas da abordagem proposta por (Melouah, 2015) e o resultado obtido.

No caso das abordagens de contorno, os investigadores em (Lu et al. 2015) utilizaram contornos activos para a deteção de massas. Primeiro, realizaram um passo de pré-processamento para remover artefactos de filme e melhorar o contraste da imagem. De seguida

Utilização da transformada circular de Hough para detetar o contorno de massa. Este é utilizado como o contorno inicial para iniciar o processo de contornos activos.

Uma alternativa aos métodos de crescimento de regiões é a segmentação por divisão e fusão. Esta abordagem não tem sido suficientemente explorada no contexto da segmentação da massa mamária.

Uma nova técnica de segmentação do tecido fibro-glandular foi proposta por (Reyad et al. 2013), baseada na técnica "dividir e fundir" aplicada ao histograma da imagem mamográfica. A principal dificuldade desta abordagem reside em percorrer o conjunto de todos os pares de regiões vizinhas e definir o critério de paragem do método (Cheikhrouhou, 2012). [35]

7 *Conclusão*

Neste capítulo, propusemos uma classificação dos métodos de segmentação das imagens mamográficas, explicando as técnicas mais conhecidas e mais utilizadas. No entanto, cada uma delas tem as suas qualidades, e é com base nelas que se deve optar por utilizar uma ou outra destas técnicas...?

Uma análise dos princípios e do desempenho dos vários métodos de segmentação leva às seguintes conclusões:

- Os métodos de segmentação por crescimento de regiões baseados em medições de nível de cinzento (incluindo medições de textura) ou medições probabilísticas proporcionam uma boa identificação inicial das regiões de interesse, mas sofrem do grande inconveniente da localização imprecisa dos contornos dessas regiões.
- A abordagem de segmentação ativa de contornos dá bons resultados em termos de localização dos contornos das regiões de interesse, desde que a inicialização desses contornos não esteja demasiado longe dos contornos finais. No entanto, a natureza texturizada das imagens de mamografia resulta frequentemente em múltiplos contornos falsos nas regiões detectadas.
- Os métodos de segmentação baseados no conceito de watershed são poderosos e flexíveis, mas a escolha dos parâmetros continua a ser o elo mais fraco deste método.

Capítulo 3

RESULTADOS E INTERPRETAÇÃO

1 *Introdução*

As imagens mamográficas desempenham um papel fundamental na deteção de tumores da mama, pois fornecem informações radiológicas como a natureza, o tipo e o estado do tumor e, se conseguirmos detetar todas estas informações, podemos melhorar o prognóstico vital das pacientes.

Os investigadores estão empenhados em desenvolver sistemas informáticos de diagnóstico/deteção para detetar este tipo de cancro nas suas fases iniciais, a fim de maximizar as hipóteses de sobrevivência.

No entanto, nesta fase, é muito difícil identificar a patologia no tecido mamário circundante a olho nu sem um pré-processamento específico da imagem adquirida.

Porque é que detectamos opacidades mamárias?

- parâmetros quantitativos para determinar a natureza das lesões: De acordo com a norma
- As opacidades da mama devem ser detectadas na sua fase inicial para maximizar as hipóteses de sobrevivência.
- Reduzir o erro cometido pelos radiologistas: A classificação das lesões mamárias por um radiologista é uma classificação humana subjectiva que pode facilmente classificar a mesma lesão de duas formas diferentes.
- Ajudar os radiologistas nas suas interpretações: Vários estudos demonstraram que os radiologistas falham entre 4% e 38% das detecções de cancro e que esta taxa melhora em 15% com a utilização de uma segunda leitura, dado que a interpretação é muitas vezes difícil e depende da experiência do radiologista.

Por conseguinte, neste capítulo, propomos principalmente os diferentes métodos de tratamento de imagens baseados na morfologia matemática e nas abordagens de segmentação para garantir uma melhor qualidade em termos de necessidades e de desempenho dos algoritmos subsequentes.

2 *Base de dados*

Neste trabalho, utilizamos a base de dados de imagens mini-Mias (Mammography Image Analysis Society) [36]. A MIAS é uma organização de grupos de investigação em mamografia do Reino Unido que desenvolveu uma base de dados de mamografias digitais com uma resolução espacial de 1024*1024 pixéis para cada imagem. Esta base de dados contém 322 imagens divididas em 207 imagens normais, 38 imagens com massas e 169 com outras anomalias.

3 *Pré-tratamento*

A ideia de pré-processamento, embora intuitiva, pode resolver os problemas dos artefactos mamográficos. É um passo concebido para os realçar, o que pode facilitar a sua deteção e melhorar a qualidade da imagem. Idealmente, gostaríamos de realçar apenas as áreas potencialmente suspeitas, de modo a facilitar a sua deteção numa data posterior. No entanto, para podermos realizar esta tarefa, precisamos de saber que áreas da imagem precisam de ser melhoradas, ou seja, que áreas são suspeitas, o que é difícil porque estamos a tentar melhorar a imagem precisamente para detetar estas estruturas. Da mesma forma, o pré-processamento pode modificar substancialmente as propriedades da imagem, dificultando a modelação da fase de deteção.

O objetivo da etapa de pré-processamento é facilitar a segmentação, reforçando a semelhança entre pixels pertencentes à mesma região ou acentuando a dissemelhança entre pixels pertencentes a regiões diferentes.

3.1 Artefactos em mamografia

Este fundo pode conter artefactos que o sistema visual humano pode facilmente ignorar durante a interpretação, mas um sistema automatizado deve primeiro identificar e classificar estes artefactos, que causam erros de interpretação durante a análise da imagem [37]. Vários sistemas CAD funcionam atualmente com mamografias digitalizadas. Os artefactos radioactivos aparecem frequentemente nessas imagens (fig. 3.1).

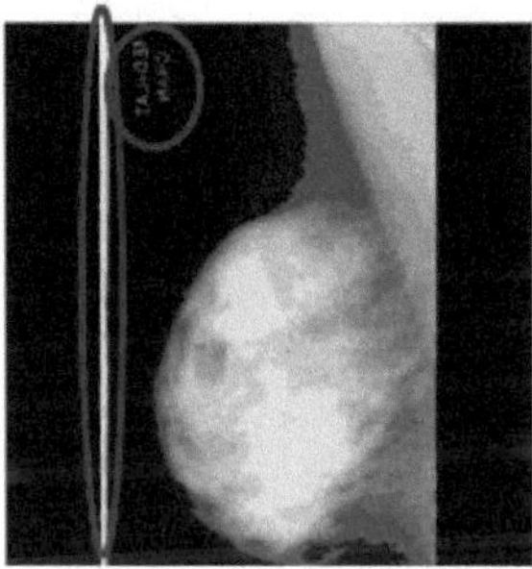

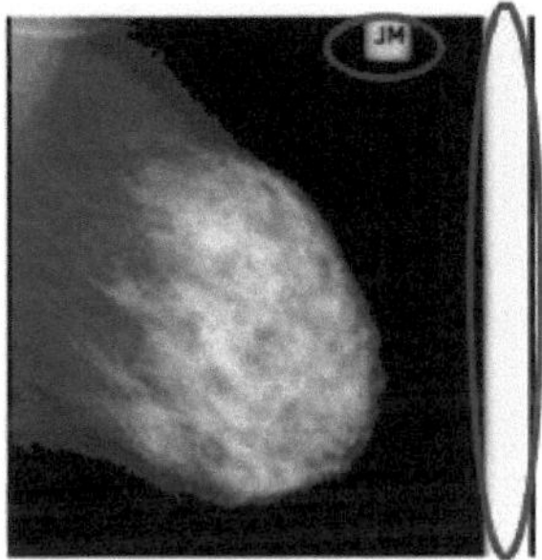

Figura3.1 Artefactos numa imagem de mamografia

3.2 Etiquetas de filmes de mamografia

As mamografias são geralmente marcadas com alguma forma de etiqueta de identificação permanente contendo informações sobre o exame efectuado [37]. Estas etiquetas são indicadores radiopacos que mostram a lateralidade da mamografia.
(R/L, direita/esquerda) e indicadores de projeção MLO /CC1 (Fig. 3.2).

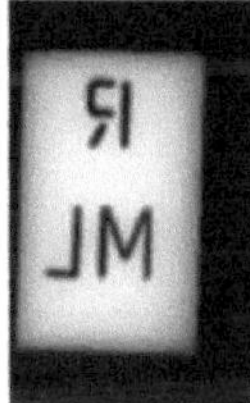

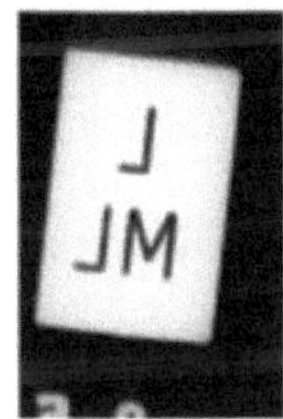

Figura3.2 Rótulos dos filmes de mamografia

3.3 Artefactos radiopacos

Existem dois tipos de artefactos radiopacos: bandas ou cunhas de alta intensidade e marcadores opacos (fig. 3.3). Estes marcadores são etiquetas onde o texto está em alta intensidade (o retângulo que rodeia o texto não existe). Os cantos são bandas de alta intensidade que correm ao longo do bordo da mamografia [37].

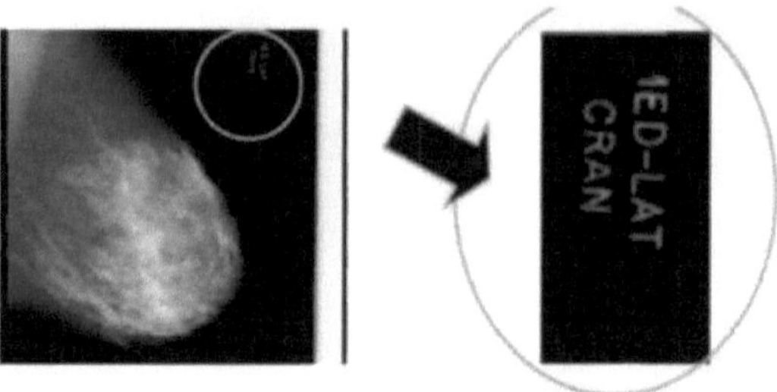

Figura3.3 Marcadores opacos

3.4 As razões da digitalização

Uma linha é um extremo local de alta intensidade (claro ou escuro) paralelo aos eixos das abcissas (Fig. 3.4).

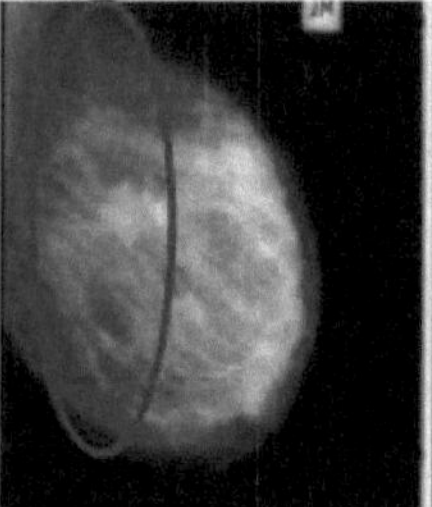

Figura3.4 Linhas de varrimento

4 Proposta de abordagem à extração da glândula mamária

O objetivo da nossa abordagem é extrair ou isolar a região de interesse "mama" do volume inicial de dados (a imagem mamográfica), removendo ao mesmo tempo todos os tipos de ruído.

O algoritmo baseia-se na aplicação de filtros morfológicos para remover qualquer ruído. De seguida, um limiar cuidadosamente escolhido revela duas regiões relacionadas de tamanhos muito diferentes. A filtragem de superfície é utilizada para criar a máscara correspondente à glândula mamária. A partir desta máscara e da imagem filtrada, recuperamos a região de interesse e o fundo do mamograma limpo.

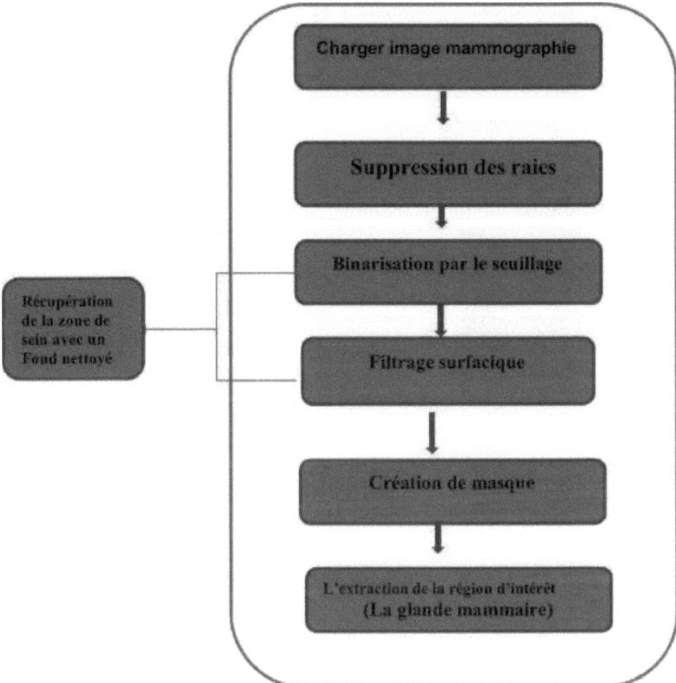

Figura 3.5 Fases do pré-tratamento

4.1 Remoção de linhas :

A remoção de linhas de varrimento de uma imagem (Fig. 3.6.a) é complicada porque estas cobrem frequentemente a área do peito.

Propomos um método simples baseado na aplicação de dois tipos de filtros morfológicos: abertura e fecho. No nosso caso, são bem adaptados, uma vez que conhecemos a forma e o contraste das estruturas a eliminar.

> Remoção da linha clara através da abertura morfológica por Se=2

> Supressão de linhas escuras utilizando o fecho morfológico com Se=4

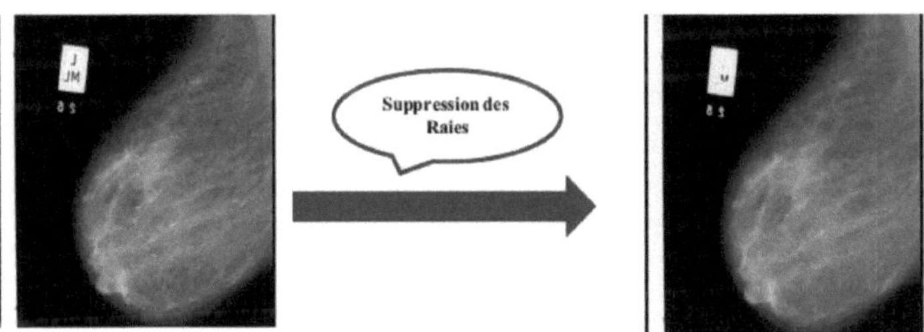

Figura 3.6: Resultados da supressão de linhas de varrimento para a imagem mdb147

4.2 Recuperação da zona do peito com um fundo limpo

Uma vez eliminadas as linhas de varrimento, a 2ª etapa consiste em eliminar os artefactos de fundo (etiquetas, artefactos radiopacos, bandas de alta intensidade nos bordos). As etapas desta 2ª parte consistem em três fases: limiarização para isolar os objectos do fundo; filtragem da superfície para obter a máscara e, finalmente, recuperação da área de interesse.

4.2.1 Filtragem da imagem filtrada

Após a limpeza primária da imagem mamográfica, a glândula mamária e outras estruturas (artefactos radiopacos, etiquetas na película de raios X, etc.) são extraídas da imagem filtrada utilizando um limiar bem escolhido (Fig. 3.7).

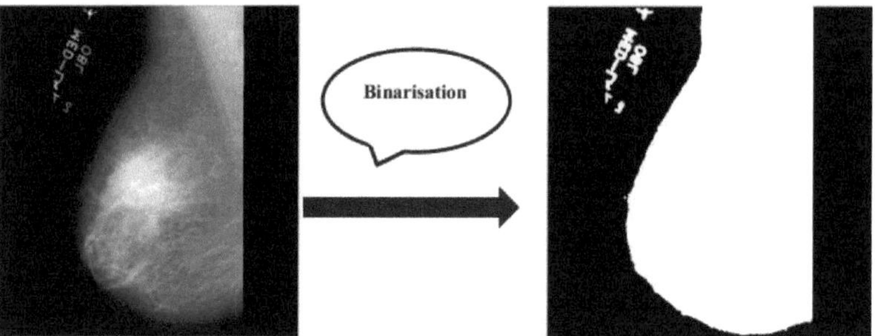

Figura 3.7: Resultado da limiarização.

4.2.2 Criar a máscara do peito

Após o passo de binarização, são obtidos vários objectos relacionados, tais como artefactos radiopacos, etiquetas e a mama. É aplicada uma filtragem de superfície simples para criar uma máscara da região de interesse, a mama (Fig. 3.8).

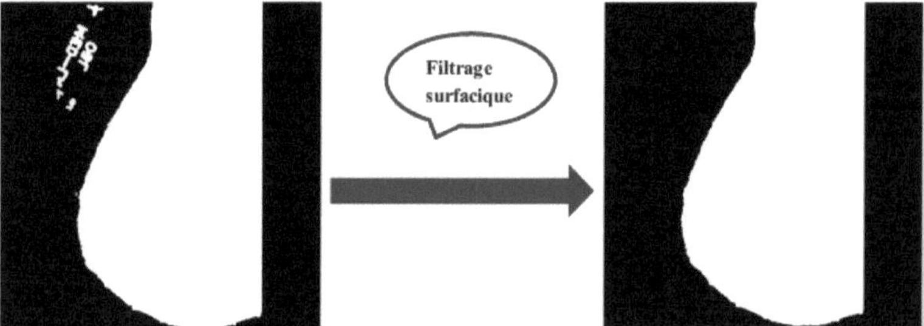

Figura 3.8: Resultado da filtragem de superfícies

4.2.3 Extração da região de interesse (a glândula mamária)

Para recuperar a região de interesse, é calculada uma multiplicação aritmética simples entre os valores dos pixéis da máscara anterior e o resultado do passo de filtragem. O contorno obtido pelo nosso método de pré-segmentação é sobreposto às imagens filtradas.

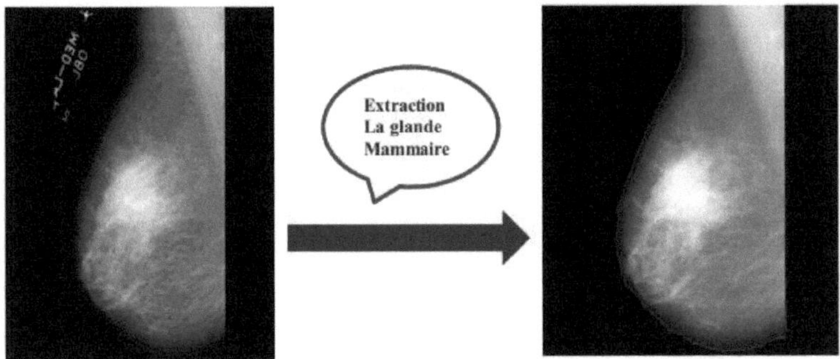

Figura 3.9 Resultado final da extração da glândula mamária.

4.2.4 Resultados e discussão

Nesta fase de pré-processamento, o nosso objetivo é reduzir o tempo de execução, e para tornar as tarefas de segmentação mais eficientes, aplicamos o nosso algoritmo de pré-processamento, que consiste em extrair a zona de interesse "glândula mamária".

Testámos esta etapa de pré-processamento na base de dados MIAS, que contém 322 mamografias: 110 imagens não continham artefactos radiopacos, mas tinham um fundo ruidoso, e 212 imagens continham os artefactos radiopacos acima referidos, sob a forma de etiquetas de identificação, marcadores opacos e linhas.

Este algoritmo é paramétrico e não é sensível ao tamanho da glândula mamária, à sua densidade ou ao tamanho destes artefactos, nem às suas posições e orientações. O conhecimento necessário para a inicialização é o nível médio de cinzentos de uma mamografia digital e o tamanho das linhas de varrimento.

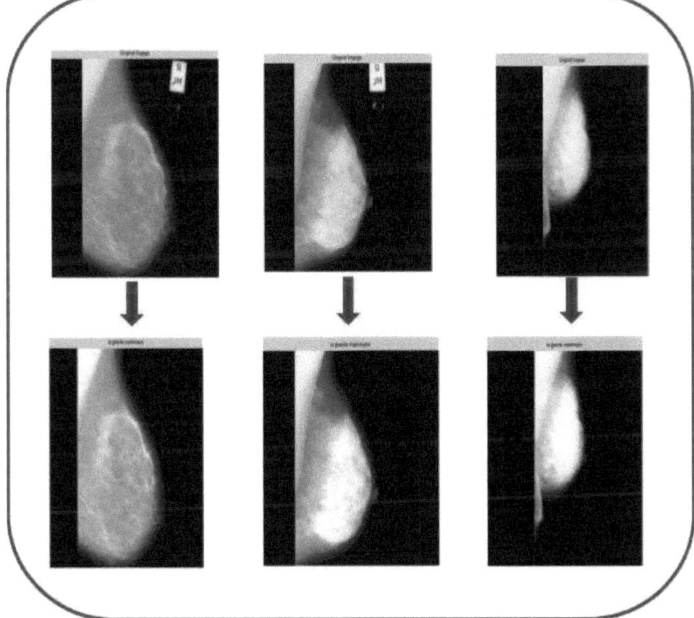

Figura 3.10: Extração da glândula mamária a partir das várias imagens MIAS

Visualmente, os resultados são aceitáveis e, quando aplicarmos estes resultados a todas as imagens de mamografia da base de dados MIAS, podemos passar à segunda parte deste capítulo, "segmentação de massas".

5 Estratégias de segmentação da massa mamária

A deteção de massas mamárias é uma tarefa importante no diagnóstico precoce do cancro da mama. Esta dificuldade deve-se em grande parte à complexidade das imagens mamográficas (densidade da mama) e à diversidade de opacidades a segmentar. Tendo em conta estas dificuldades.

As principais fases da deteção de massa propostas neste capítulo são ilustradas na figura seguinte:

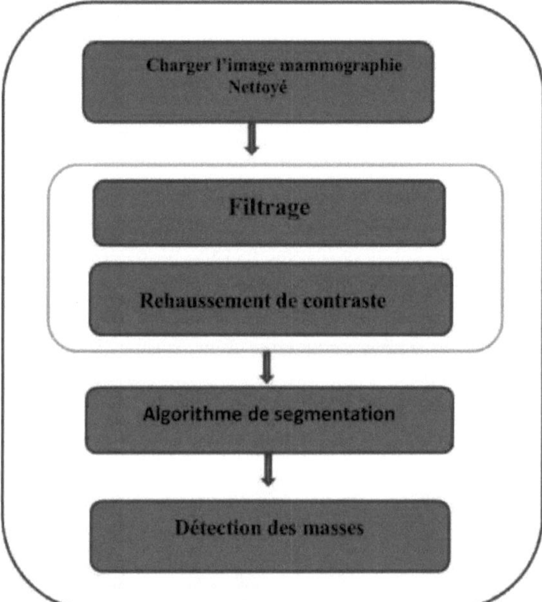

Figura 3.11: As principais etapas dos algoritmos de deteção de massa mamária.

A imagem mamográfica de entrada é uma imagem limpa utilizando a técnica proposta na primeira parte (Pré-processamento de imagens mamográficas). Depois de carregada, a imagem é submetida a um pré-processamento (um passo de filtragem e um passo de melhoria do contraste) para reduzir o ruído e melhorar o contraste. Os algoritmos de segmentação são então aplicados para detetar massas. As várias etapas do algoritmo são depois descritas em pormenor.

5.1 Filtragem :

Melhorar a qualidade visual das imagens mamográficas, porque as imagens que representam são alteradas em relação às cenas que representam, sendo-lhes adicionado ruído de várias origens. Assim, a mesma cena aparecerá de forma diferente consoante o tipo de sensor utilizado, a resolução espacial ou a banda espetral considerada.

Este ruído é geralmente a causa de erros na deteção de objectos em imagens. Por isso, é necessário eliminar os efeitos do ruído (parasitas) submetendo-o a um processo chamado filtragem.

5.1.1 Os diferentes tipos de filtros

✓ ***Filtragem linear :***

Os filtros lineares utilizam uma janela (máscara) que contém coeficientes. A filtragem é efectuada através da convolução da imagem com esta máscara. O resultado é uma imagem suavizada, o que pode ser útil para reduzir o ruído presente na imagem, mas a desvantagem é que esta suavização é efectuada em toda a imagem; os contornos são assim suavizados, tornando-se desfocados, embora o interior dos objectos não seja desejável [38].

✓ ***Filtro passa-baixo*:** reduz o ruído mas atenua os detalhes da imagem.

✓ ***Filtro passa-alto:*** acentua os contornos e detalhes da imagem mas aumenta o ruído.

✓ ***Filtro passa-banda*:** Elimina determinadas frequências indesejáveis presentes na imagem

✓ ***Filtro de Gauss***

Trata-se de um filtro linear passa-baixo. Os valores dos coeficientes são determinados de acordo com uma função Gaussiana. A vantagem do filtro Gaussiano é que o grau de filtragem pode ser facilmente ajustado através do parâmetro de desvio padrão.

Seja A[x, y] uma imagem original e B[x, y] a imagem filtrada de tal forma que :

B(x, y)=G(x, y)*A(x, y) **(3.1)**

✓ ***Filtragem espacial não linear***

✓ ***Filtro mediano***

Os filtros de média tendem frequentemente a desfocar a imagem e, por conseguinte, a perder informações sobre os contornos caracterizados por fortes variações de intensidade. Para reduzir este efeito, deixamos de calcular a média sobre a vizinhança e adoptamos o valor mediano sobre esta vizinhança: é o chamado filtro mediano.

✓ ***Filtragem morfológica***

✓ ***Filtros alternativos sequenciais :***

Definimos o *Filtro Alternativo Sequencial Negro* de tamanho n, denotado FASN(n), como uma iteração de aberturas e fechos sucessivos de tamanho crescente. Esse filtro é expresso como :

FASN (n) =FnOn...F2O2 F1O1 ***(3.2)***

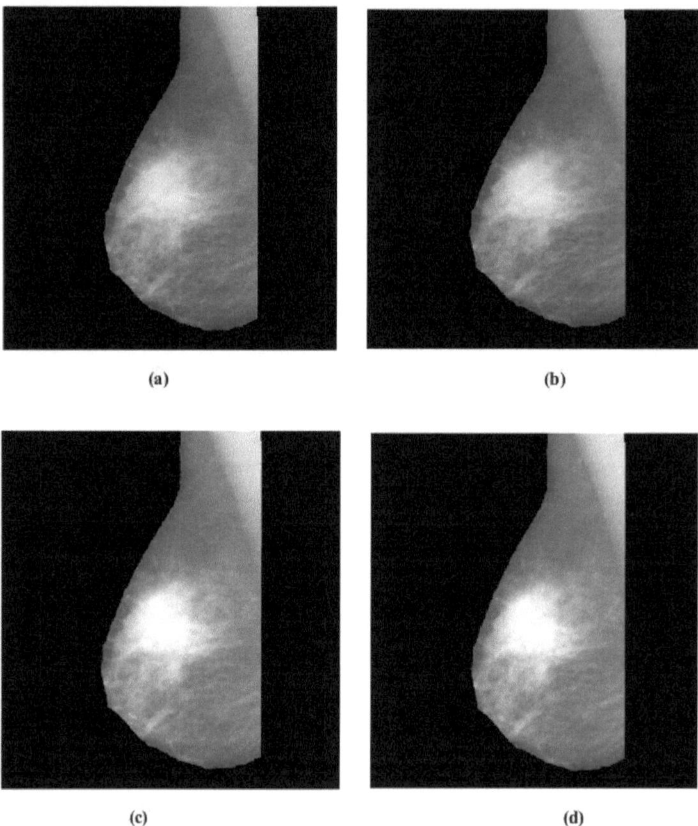

FIGURA 3.12 Desempenho das diferentes abordagens de filtragem propostas em imagens de mamografia patológica: (a) Imagem original, (b) Filtro mediano (c) Filtro gaussiano (e) Filtro sequencial alternativo

5.1.2 Avaliação objetiva da qualidade dos filtros desenvolvidos

Entre as várias medidas utilizadas na literatura, as medidas quantitativas mais utilizadas são o erro quadrático médio (MSE) e a relação sinal/ruído de pico (PSNR). Estes dois critérios são utilizados para quantificar a qualidade da denoising e para testar a eficácia de cada filtro em imagens mamográficas, de modo a chegar a uma escolha correta do filtro mais adequado para as nossas imagens.

4- ***Erro quadrático médio:*** (RMSE) é calculado entre os pixels da imagem original I e os pixels da imagem degradada' de tamanho m x n, a fim de determinar o rácio de semelhança:

$$EQM = \frac{1}{M \times N} \sum_{m=1}^{M} \sum_{n=1}^{N} (I(m,n) - \hat{I}(m,n))^2 \qquad (3.3)$$

O rácio sinal/ruído de pico (PSNR) é determinado a partir deste valor:

$$PSNR = 10\log_{10}(\frac{I_{max}^2}{EQM}) \quad (3.4)$$

Ou: Imax é a luminância máxima possível

No entanto, é sabido na literatura sobre processamento de imagens que uma imagem processada de boa qualidade (comparada com a imagem original) tem valores típicos de PSNR que variam entre 30 dB e 40 dB (Gomes, 2008).

No nosso caso, estes dois critérios foram avaliados para as três abordagens de filtragem propostas e os resultados obtidos são apresentados no quadro seguinte:

Filtragem	Filtro mediano	Filtro Gaussiano	Filtros alternativos
EQM	0.1284 E -04	6.9829e+03	3,81E-04
PSNR	57.0440	9.6904	34,6

Tabela 1. Comparação dos valores EQM e PSNR para os diferentes filtros

Tendo em conta estes resultados, o filtro da mediana oferece um bom compromisso entre a redução do ruído (PSNR) e a preservação dos bordos (EQM). Numa imagem mamográfica densa, o filtro da mediana é o mais adequado, oferecendo uma excelente relação PSNR= **57,0440** (dB) (muito pouca perda) e o valor mais baixo para o parâmetro (MSE=0,**1284 E -04**).

O filtro Gaussiano linear oferece valores de PSNR relativamente baixos em comparação com o filtro Alternativo. Consequentemente, o tipo de filtragem mais adequado às nossas imagens para

O filtro mediano é o filtro de redução de ruído. É aquele que proporciona um bom compromisso entre a redução do ruído e a preservação dos contornos dos objectos.

5.2 Aumento do contraste

Após a filtragem da imagem, é efectuado um melhoramento do contraste para realçar todos os pontos de alta frequência, ou seja, todas as regiões susceptíveis de serem massas.

O problema com os algoritmos de realce de contraste é que algumas regiões podem não ser corretamente realçadas enquanto outras podem ser sobre-realçadas. A falta de realce de contraste pode causar falsos negativos. Muitos pormenores da lesão podem passar despercebidos. Neste caso, algumas lesões podem não ser detectadas e, subsequentemente, não serem diagnosticadas. Isto não cumpre o objetivo principal da deteção precoce do cancro. O realce excessivo do contraste pode causar falsos positivos. Neste caso, podem ser adicionados à lesão vários pormenores que não existem realmente. Como resultado, certas áreas normais do tecido mamário podem ser consideradas como lesões, levando a biópsias desnecessárias. A abordagem de modificação global do histograma é utilizada para melhorar estes problemas de contraste. Este método consiste em reatribuir os valores de intensidade dos pixéis de modo a tornar a nova distribuição de intensidade mais uniforme. Isto pode ser conseguido através da equalização do histograma **[39]**.

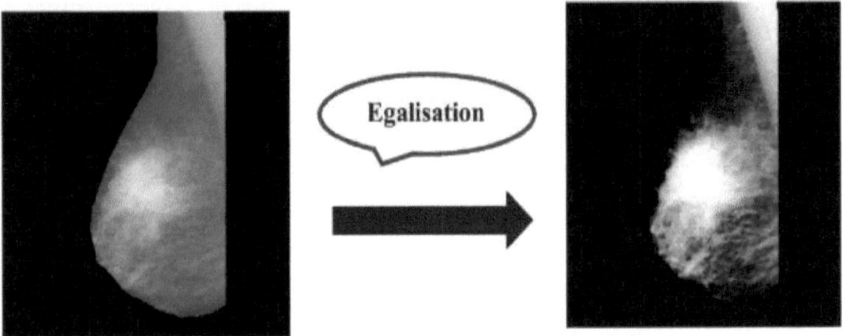

Figura 3.13: Resultado da equalização do histograma

5.3 Segmentação de imagens

A segmentação de imagens pode ser considerada como um processamento de baixo nível; o seu objetivo é extrair elementos da imagem e consiste em dividir a imagem em regiões homogéneas de acordo com um ou mais critérios [40]. Cada grupo de pixéis forma então uma região. Uma região é, portanto, um conjunto de pixéis ligados entre si, com propriedades comuns (intensidade, textura, etc.) que os diferenciam dos pixéis das regiões vizinhas. A classificação é geralmente apenas um primeiro passo essencial no processo de interpretação de uma cena.

5.3.1 Diferentes abordagens à segmentação de mamografias

Essencialmente, o objetivo da análise de imagens é extrair a informação caraterística contida numa imagem. Esta informação pode assumir a forma, a cor, o contorno, etc. Por conseguinte, é necessário começar por segmentar a lesão, subdividindo-a em regiões
Existem várias técnicas de segmentação disponíveis para esta subdivisão em regiões homogéneas distintas. Estes métodos são geralmente classificados em três categorias: abordagens baseadas em pixéis, abordagens baseadas em contornos e abordagens baseadas em regiões. As abordagens baseadas em píxeis baseiam-se geralmente no estudo dos histogramas da imagem utilizando a limiarização, a agregação ou a agregação difusa. As abordagens baseadas em contornos abordam a segmentação como uma procura de limites entre objectos (anomalias) e o fundo. Envolvem a identificação de transições de intensidade de pixéis entre regiões para definir os limites das anomalias que estão a ser procuradas. As abordagens baseadas em regiões consistem em dividir a imagem em regiões distintas que satisfaçam um determinado nível de homogeneidade. Na literatura, são propostas várias técnicas, cada uma com as suas vantagens e desvantagens. Apresentamos as três técnicas mais utilizadas em mamografia.

> **Segmentação por morfologia (The Watershed).**

> **Segmentação por região (crescimento regional).**

> **Segmentação por classificação (K-means). >**

5.3.2 Segmentação morfológica (The watershed)

A principal estratégia de deteção proposta nesta abordagem é ilustrada em
a figura seguinte : Figura 3.17

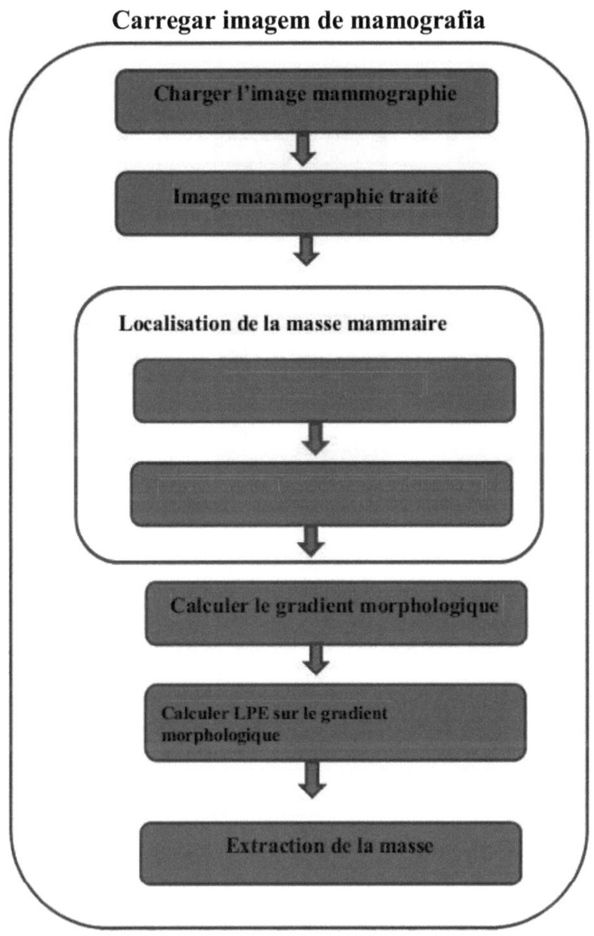

Figura 3.14 As principais etapas do algoritmo de segmentação LPE.

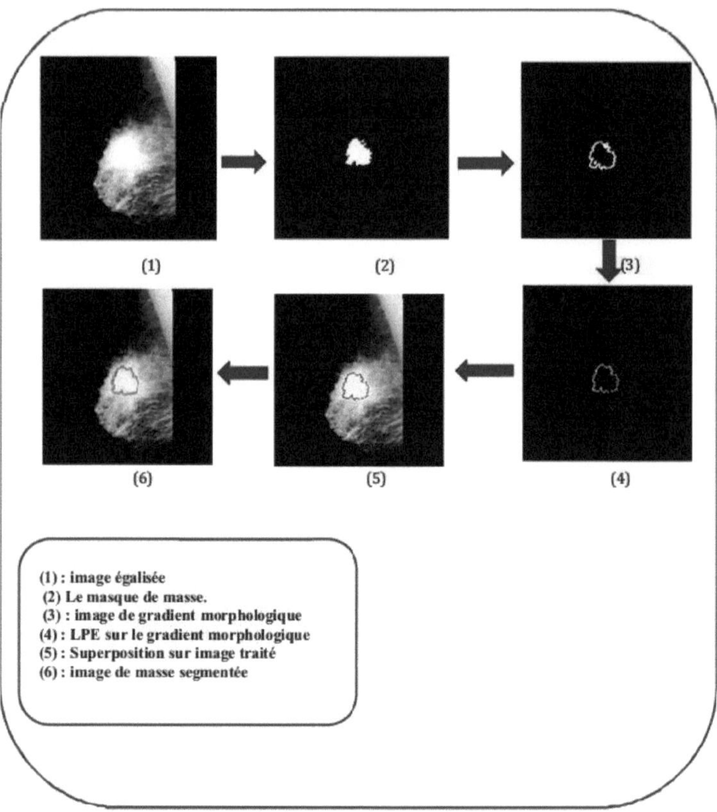

Figura 3.15 As diferentes fases das linhas de partilha de água.

(1) imagem equalizada

(2) A máscara de massa.

(3) imagem de gradiente morfológico

(4) LPE no gradiente morfológico

(5) Sobreposição na imagem processada

(6) imagem de massa segmentada

5.3.3 Segmentação por região (crescimento regional)

O crescimento regional é um método simples para segmentar as lesões mamárias e é concetualmente muito fácil e dá bons resultados [41]:

> Trata-se de um método semi-automático que requer a intervenção do utilizador para a escolha dos critérios de homogeneidade e a inicialização do germe.

> Uma má seleção dos rebentos ou uma má escolha dos critérios de medição da homogeneidade podem conduzir a uma sobre ou sub-segmentação.

> Tempos de cálculo longos.

Desenvolvemos um algoritmo para a deteção de massas mamárias com base no crescimento de regiões, ilustrado na figura seguinte:

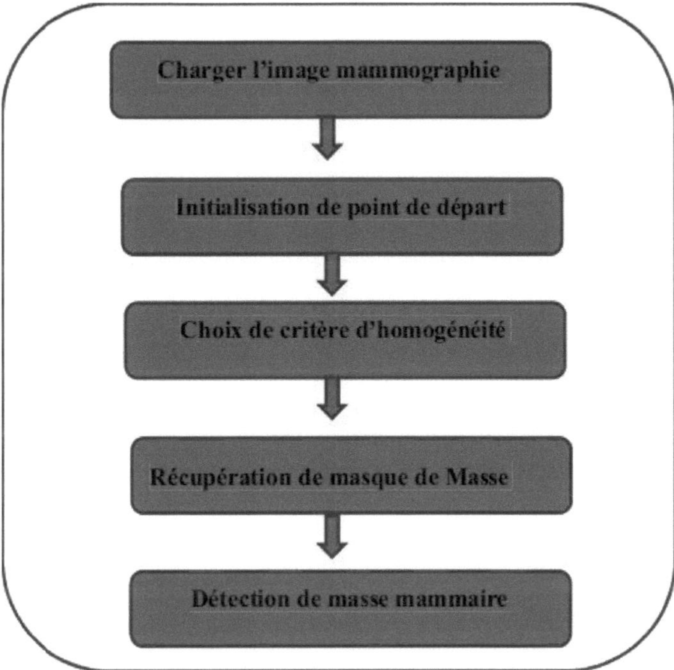

Figura 3.16: As principais etapas do algoritmo de crescimento de regiões para a deteção de nódulos mamários.

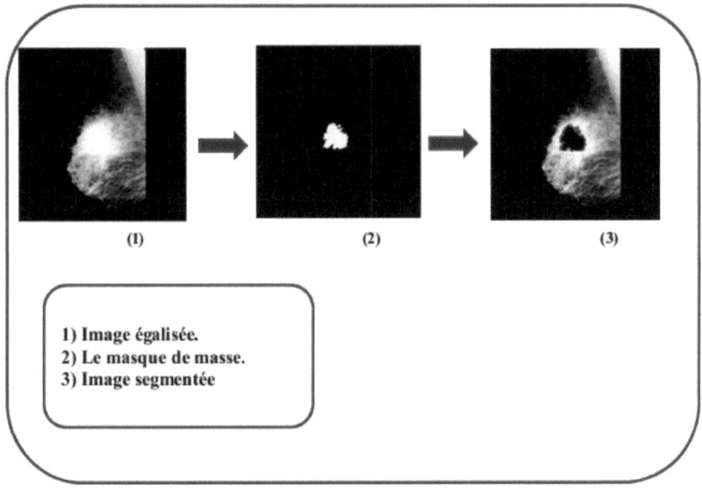

Figura 3.17 As diferentes fases do crescimento regional.

5.3.4 Métodos de classificação não supervisionados

Estas técnicas são utilizadas quando a identidade das classes não é conhecida. Isto resulta da falta de informação sobre a população a ser estudada. Os algoritmos de classificação, compostos por várias iterações, podem ser utilizados para criar agrupamentos de indivíduos com caraterísticas semelhantes. A classificação não supervisionada, conhecida como classificação automática ou clustering, consiste em determinar as diferentes classes de forma natural, sem qualquer conhecimento prévio. Neste caso, o objetivo é identificar uma estrutura nas imagens da base de dados com base no seu conteúdo. As imagens são atribuídas às várias classes estimadas de acordo com dois critérios essenciais: o elevado grau de homogeneidade de cada classe e uma boa separação entre as classes.

Segmentação por K-means

Entre os métodos de classificação não supervisionada, o mais utilizado e mais conhecido, devido à sua simplicidade de implementação, é o algoritmo K-means. Este é o algoritmo K-means, também conhecido como algoritmo de agrupamento dinâmico. O algoritmo funciona especificando o número K de clusters esperados (K é definido pelo utilizador). Calcula a distância intra-classe e refixa os centros de classe de acordo com os valores da distância.

O K-means é um algoritmo iterativo que minimiza a soma das distâncias entre cada objeto e o centróide do seu agrupamento. As desvantagens deste método são, em primeiro lugar, a necessidade de fixar o número de classes antes de iniciar a classificação. Em segundo lugar, este método é muito sensível à distribuição inicial dos dados. Por último, este método pressupõe que as classes seguem distribuições normais reduzidas, ou seja, com a mesma importância em todas as direcções no espaço, o que nem sempre é o caso.

Para melhorar o algoritmo K-means, siga estes passos:

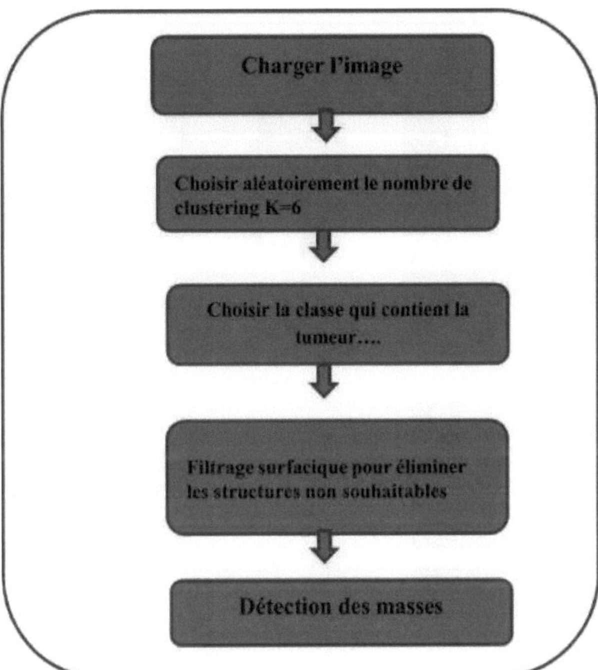

Figura 3.18 As principais etapas do algoritmo K-means.

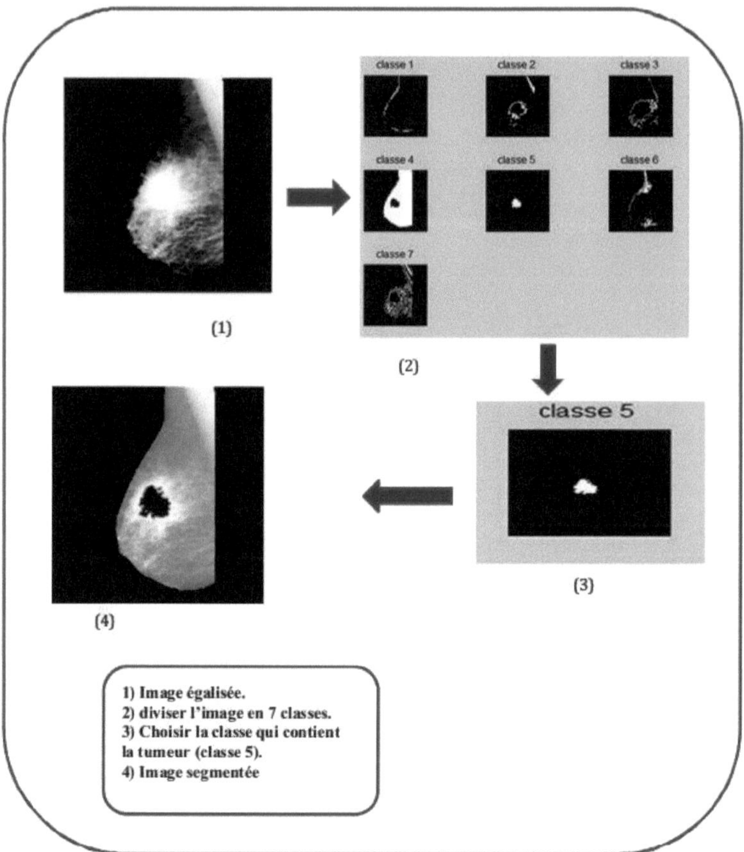

1) **Imagem equalizada.**
2) **dividir a imagem em 7 classes.**
3) **Selecionar a classe que contém o tumor (classe 5).**
4) **Imagem segmentada**

Figura 3.19 As diferentes fases da abordagem K-means.

6 Resultados e discussão

A fase de pré-processamento (extração da glândula mamária, filtragem e melhoria do contraste) desempenha um papel importante na melhoria dos resultados da segmentação das lesões mamárias, especialmente nos casos em que a mama é densa ou hiperdensa, uma vez que a deteção é difícil mesmo para o radiologista, ao passo que a deteção é fácil quando a densidade da mama é baixa.

7 Comparação das três abordagens :

7.1 Comparação qualitativa :

A partir dos resultados anteriores, podemos ver que a segmentação pelos três métodos dá bons resultados. No nosso caso, contudo, obtivemos uma boa localização do tumor (doença) utilizando a segmentação LPE, melhor do que o k-means e o crescimento da região.

7.2 Comparação quantitativa :

A comparação quantitativa é também uma comparação importante. Podemos calcular a relação entre a intersecção (o número de pixéis comuns) e a união (todos os pixéis em duas imagens) para ver qual o melhor método de segmentação.

> Bom resultado o rácio é próximo de > Menos bom o rácio é próximo de

AbordagemRelatórioResultados		
LPE	**0.0769**	Bons resultados
crescimento da região	**0.4003**	Pior resultado
k-means	**0.4801**	Pior resultado

Tabela 2 Comparação de rácios entre abordagens de segmentação

7.3 Discussão sobre o tempo de execução

A diferença entre estas abordagens de segmentação é o tempo de execução, que varia para cada uma destas três abordagens.

A tabela seguinte mostra o tempo de execução de cada abordagem para diferentes imagens:

Método	**mdb028**	**mdb184**	**mdb025**	**mdb081**	**mdb015**	**mdb134**	**mdb202**
LPE	2,2639982	2,3433716	3,2085278	2,789609	2,692549	2,946026	2,660500
Crescimento regional	3,3221228	4,4312442	4,1425262	7,480537	3,680592	2,993379	2,619339
K-means	24,887732	29,832933	21,971981	22,01368	23,41433	15,62139	17,06345

Tabela 3 Comparação dos tempos de execução entre as abordagens de segmentação.

Vimos que a abordagem watershed é uma ferramenta poderosa para segmentar massas mamárias, uma vez que dá resultados interessantes com um tempo de computação reduzido em comparação com outras abordagens de segmentação.

8 Extração de caraterísticas mamográficas

Uma vez segmentada a mamografia, o passo seguinte consiste em extrair as caraterísticas que descrevem as regiões da imagem, juntamente com algumas noções e definições sobre classificação.

8.1 Abordagem proposta

A fim de detetar massas mamárias de uma forma "óptima", tiraremos partido do princípio de programação dinâmica relativo à optimalidade enunciado pelo matemático Richard Bellman: "Qualquer política óptima é composta por subpolíticas óptimas" [29]. Por outras palavras, qualquer solução óptima baseia-se em subproblemas resolvidos localmente de uma forma óptima.

Em termos práticos, isto significa que podemos deduzir a solução óptima do nosso problema combinando as soluções óptimas de uma série de subproblemas. As soluções dos problemas são estudadas "de baixo para cima", ou seja, calculamos as soluções dos subproblemas mais pequenos e depois deduzimos gradualmente as soluções do conjunto.

No nosso caso, o nosso grande problema é composto por quatro subproblemas:

1) Melhor pré-tratamento
2) Melhor abordagem de segmentação
3) Melhor descritor

4) Melhor classificador

Nesta tese, concentrámo-nos nos três primeiros problemas e, para os resolver, estudámos e implementámos vários algoritmos para o pré-processamento e para a segmentação. A figura seguinte mostra o processo e os algoritmos utilizados.

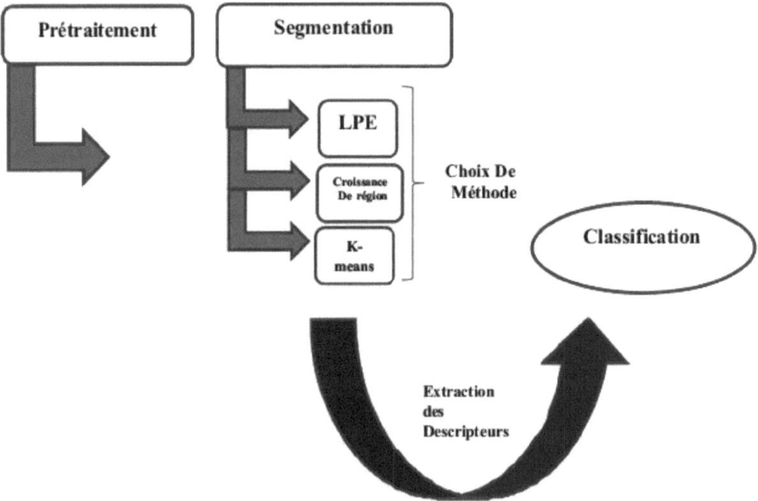

Figura 3.20: Metodologia do nosso trabalho

8.2 Descritores de forma em mamografia (geométrica)

A escolha dos atributos para caraterizar uma região é um problema difícil que requer toda a experiência do processador de imagem. A escolha depende da imagem a ser processada e do problema a ser resolvido. A partir dos resultados da segmentação aplicada às imagens, obtém-se um mapa de regiões homogéneas onde os pixels de cada região têm um único valor que caracteriza a região [42].

Escolhemos os seguintes parâmetros como descritores:

8.2.1 A superfície

Um dos descritores de forma mais comuns é a área de massa, que é calculada a partir do número de pixéis contidos numa lesão.

Superfície =$\Sigma\Sigma$b (i, j). (3.5)

8.2.2 Perímetro

O cálculo do perímetro da massa observada P também é habitualmente utilizado no domínio do diagnóstico do cancro da mama. Refere-se ao número de pixéis no contorno.

Perímetro = Σ c (i, j). (3.6)

8.2.3 Circularidade

$C = 4\pi S / P2$ (3.7)

Onde P é o perímetro do objeto e S é a área em pixels.

A circularidade representa o modo como uma forma é semelhante a um círculo; tende para 1 para formas perfeitamente redondas e é tanto menor quanto mais irregular for a forma [43].

8.2.4 Compacidade

Compacidade = $P2 / S$. (3.8)

Onde P é o perímetro do objeto e A é a área em pixels. Este valor de compacidade é utilizado para distinguir uma forma irregular de uma forma simples, uma vez que atribui à forma irregular um valor mais elevado.

8.2.5 Centro de gravidade

Uma vez que o centro de gravidade C (xi, yi) de um objeto é frequentemente utilizado para definir descritores de forma, começamos por defini-lo. Esta medida está intimamente relacionada com a forma do objeto, pelo que as coordenadas (xi, yi) do centro de gravidade são definidas da seguinte forma

$$Ci = \Sigma xi / n \quad (3.9)$$

$$Cj = \Sigma yi / n$$

Com n: número de pixéis (área).

Após a segmentação dos diferentes objectos da imagem e a extração dessas caraterísticas, podemos dizer que esta operação permite a classificação [42].

8.2.6 Excentricidade

Escalar, que define a excentricidade da elipse, é fácil de definir (com base nos seus eixos maior e menor) a caixa envolvente com a mesma orientação que o objeto em consideração. O valor varia entre 0 e 1 (0 e 1 são casos degenerados, uma elipse cuja excentricidade é 0 é de facto um círculo, enquanto uma elipse cuja excentricidade é 1 é um segmento de reta). Esta propriedade só é suportada para matrizes de etiquetas 2-D de entrada.

Exemplo de cálculo dos descritores anteriores:

Abreviaturas :

P=perímetro S=superfície C= circularidade	E=ecentricidade Gx, Gy=centro de gravidade Com=compacidade	LPE=linha de partilha de água RG=crescimento da região KM=K_Means

As imagens	mdb028			mdb 184			mdb 134			mdb 015		
Métodos	LPE	RG	KM	LPE	RG	KM	LPE	RG	KM	LPE	RG	KM
P	356	422	403	558	640	643	254	283	234	293	326	280
S	7574	7569	8336	17046	16937	19929	3754	3743	3239	5014	5724	4198
C	0.75	0.53	0.64	0.69	0.52	0.61	0.73	0.59	0.74	0.73	0.68	0.67
Com	16.72	22.52	20.29	18.27	25.65	20.75	17.24	20.49	16.54	16.59	18.03	17.51
E	0.52	0.58	0.47	0.70	0.68	0.64	0.47	0.45	0.61	0.81	0.78	0.77
Gx	708	742	706	397	410	398	292	313	297	160	168	160

Gy	344	361	338	357	369	351	470	502	468	601	629	603

Tabela 3.4: Cálculo dos descritores geométricos.

8.3 Descritores de textura em mamografia

Vários métodos de extração de caraterísticas de textura podem ser aplicados à procura de áreas numa mamografia. Um desses métodos é a matriz de coocorrência. Caraterísticas baseadas em matrizes de coocorrência (matrizes de dependência espacial dos níveis de cinzento SGLD): trata-se de um método estatístico que consiste na construção de matrizes de coocorrência (SGLD) para representar as relações entre os pixels de uma imagem. A matriz representa a probabilidade conjunta de dois níveis de cinzento i, j estarem numa determinada relação espacial. Esta relação é definida em termos da distância e do ângulo entre estes dois pixéis. O ângulo é utilizado para avaliar a direção da textura e a aplicação de vários valores de distância pode dar uma descrição significativa da dimensão da periodicidade da textura [42]. Muitas caraterísticas podem ser extraídas destas matrizes, algumas das quais são listadas abaixo:

8.3.1 Contraste

Devolve uma medida da intensidade do contraste entre um pixel e o seu vizinho em toda a imagem, definida pela relação :

$$\Sigma i, j \ (i - j)\ 2\ p\ (i, j) \quad (3.10)$$

8.3.2 Correlação

Este parâmetro é utilizado para determinar se determinadas colunas da matriz são iguais, ou seja, se existem dependências lineares na imagem. Mede a dependência linear dos níveis de cinzento na imagem. A correlação não está correlacionada com a energia ou a entropia. Tem um valor importante se as colunas e as linhas da matriz forem uniformes.

$$\Sigma\ (i-\mu i)\ (j-\mu j)\ p\ (i, j) / \sigma i \sigma j. \quad (3.11)$$

8.3.3 Energia

A energia mede a homogeneidade da imagem. Quanto mais baixo for este valor, menos uniforme é a imagem, e é definido pela relação :

$$\Sigma_{i,} (i, j)_2 \quad \textbf{(3.12)}$$

8.3.4 Homogeneidade

Devolve um valor que mede a proximidade da distribuição dos elementos no GLCM à diagonal do GLCM, definida pela relação :

$$\Sigma\ P\ (i, j) / i, j\ 1+|i-j| \quad (3.13)$$

9 Classificação

A classificação é considerada a fase final de um sistema de diagnóstico assistido por computador (CADx). Utiliza o resultado da descrição (que por sua vez utiliza o resultado da segmentação) para decidir sobre a natureza patológica da massa.

A noção de classificação consiste em atribuir uma etiqueta às amostras de uma base de dados através de um certo número de caraterísticas. Estas caraterísticas devem, evidentemente, permitir identificar cada amostra. No tratamento de imagens, ^amostra pode designar um pixel, uma zona da imagem, um objeto representado na imagem ou a própria imagem. Consoante a aplicação, o objetivo da classificação é :

> classificar os pixéis da imagem em zonas diferentes. Neste caso, o problema de

classificação equivale a um problema de segmentação de imagens em diferentes objectos. Por exemplo, as diferentes zonas de uma imagem mamográfica podem ser classificadas como lesão ou não lesão.

> classificar a imagem ou os objectos na imagem de acordo com diferentes categorias. Os exemplos incluem

> classificar massas em imagens mamográficas como malignas ou benignas.

Existem dois tipos de classificação:

> Classificação supervisionada: as classes são conhecidas antecipadamente e geralmente têm uma semântica associada

> Classificação não supervisionada: as classes são baseadas na estrutura dos objectos, a semântica associada às classes é mais difícil de determinar [42].

10 Ambiente de desenvolvimento

10.1Linguagem de programação MATLAB para mamografia :

MATLAB é a abreviatura de *Matrix LABoratory (Laboratório de Matrizes*). Originalmente escrito em Fortran por *C. Moler*, o MATLAB tinha por objetivo facilitar o acesso ao software matricial. Voltaremos a este ponto, que é um elemento fundamental da linguagem MATLAB: a maior parte das funções definidas no MATLAB são para quantidades matriciais e, por extensão, para dados tabelados.

O MATLAB também inclui um conjunto de ferramentas específicas de um domínio, designadas por Toolboxes. Essenciais para a maioria dos utilizadores, as Toolboxes são colecções de funções que alargam o ambiente MATLAB para resolver classes específicas de problemas. Os domínios abrangidos são muito variados e incluem o processamento de sinais e imagens, o controlo automático, a identificação de sistemas, as redes neuronais, a lógica difusa, o cálculo de estruturas, a estatística, etc.

A Caixa de Ferramentas de Processamento de Imagem fornece um conjunto completo de algoritmos, funções e aplicações de referência padrão para processamento, análise, visualização e desenvolvimento de algoritmos de imagem. Pode efetuar uma vasta gama de operações, incluindo análise de imagens, segmentação de imagens, melhoramento de imagens, remoção de ruído, transformações geométricas e registo de imagens. A Caixa de Ferramentas de Processamento de Imagem suporta um conjunto diversificado de imagens, funções de visualização e aplicações que lhe permitem explorar imagens e vídeos, examinar uma área de pixéis, ajustar o contraste e a cor, criar contornos ou histogramas e manipular regiões de interesse (ROIs). A caixa de ferramentas suporta fluxos de trabalho de desenvolvimento para processamento, apresentação e exploração de imagens de grandes dimensões.

10.2As principais interfaces da aplicação

Nesta secção, apresentamos o software que realiza os métodos de segmentação e a sua aplicação a imagens de mamografia. Uma interface que pode ser disponibilizada aos utilizadores com toda a liberdade possível, tirando partido da capacidade das linguagens de programação como o MATLAB. Interface inicial

A nossa aplicação é constituída por uma janela de boas-vindas com informações sobre o projeto e o botão **Enter** para aceder à aplicação.

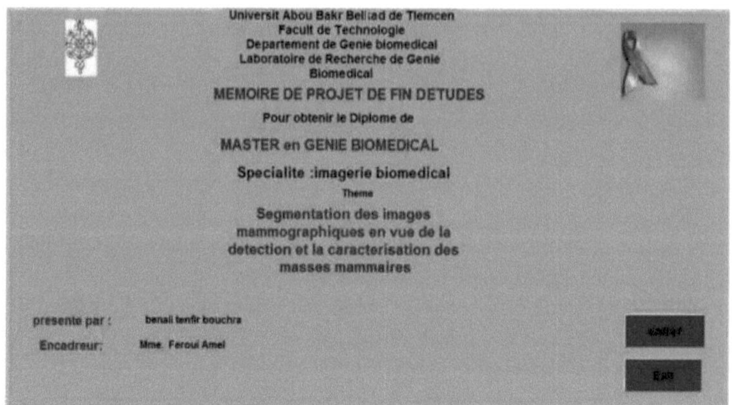

Figura 4. 21: Interface inicial

Quando o botão **Enter** é premido a partir do ecrã inicial, aparece a seguinte interface, com botões que nos permitem escolher os nossos algoritmos

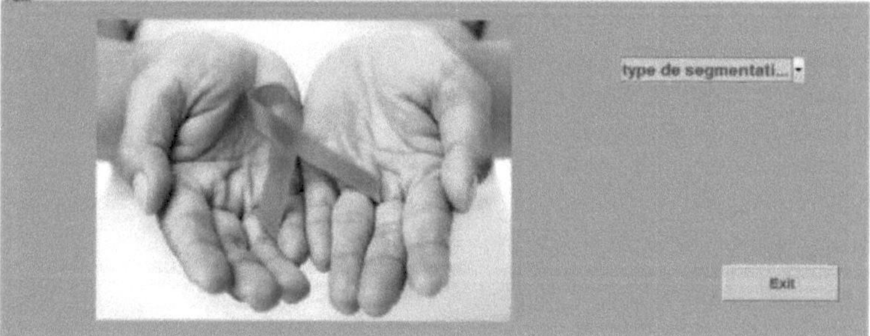

Figura 4. 22: Interface doméstica 2

10.4 Interface de pré-processamento :

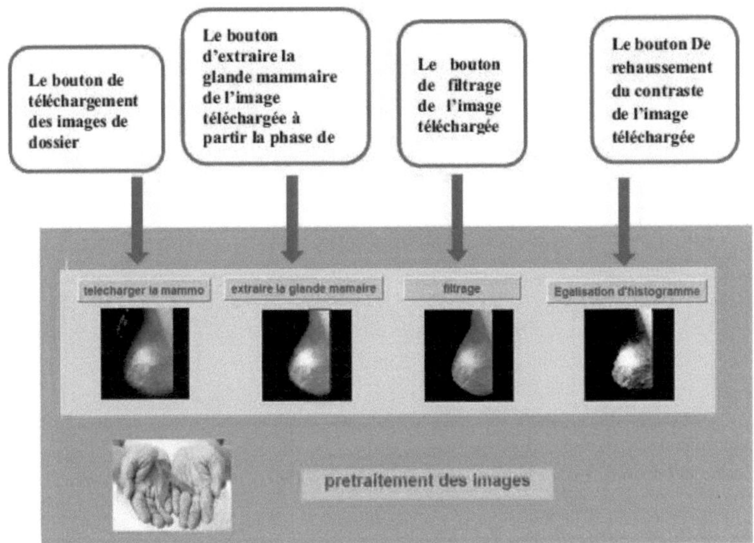

Figura 4. 23: Interface de pré-processamento

10.5 Interface de segmentação

Esta é a interface principal da aplicação e é composta por 3 interfaces (a) , (b) , (c).

❖ Interfaces (a)

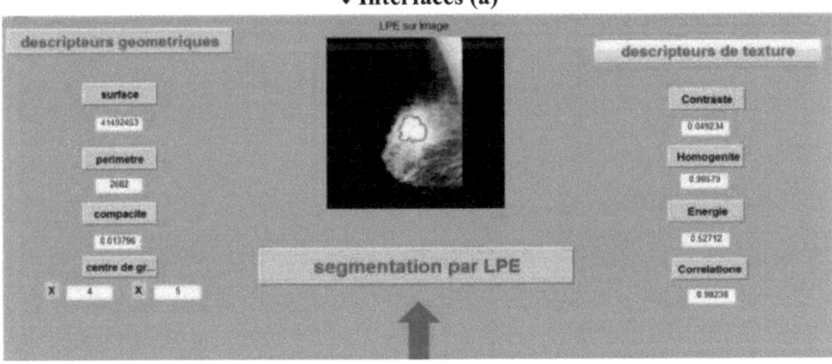

O fim da segmentação da imagem descarregada pelas linhas de água

Figura 4. 24: Interface (a)

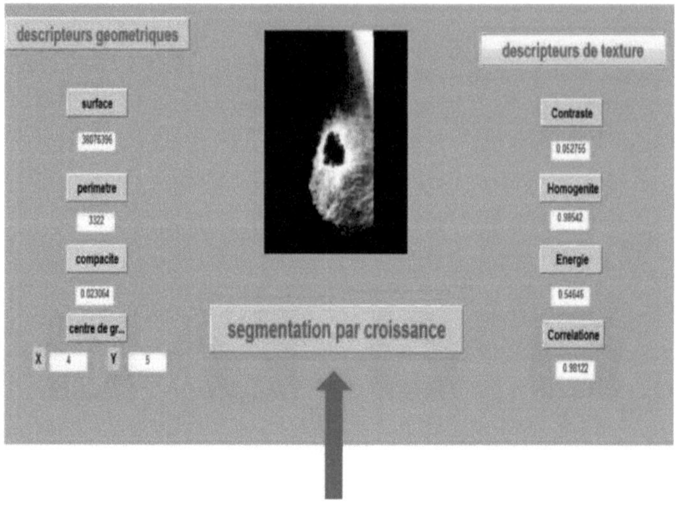

O botão de segmentação da imagem descarregada pela interface da região de crescimento (b).

Figura 4. 25: Interface (b)

❖ **Interfaces (c)**

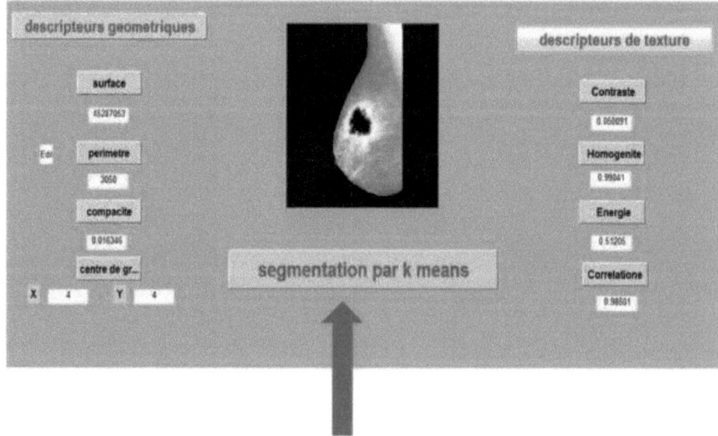

O botão de segmentação da imagem Descarregada utilizando a interface K-meansv (c).

Figura 4. 26: Interface (c)

11 Conclusão

Neste capítulo, apresentámos algumas ferramentas de processamento de imagem para o pré-processamento de imagens mamográficas, cujo objetivo é eliminar estruturas indesejáveis para facilitar a segmentação de opacidades, que são o foco desta tese.

Na primeira parte deste trabalho, apresentámos um algoritmo baseado em alguns operadores morfológicos e na melhoria do contraste com o objetivo de extrair a glândula mamária com um fundo limpo (remoção de artefactos mamográficos). Para melhorar os

algoritmos de segmentação.
Na segunda parte, aplicámos os diferentes algoritmos de segmentação a todas as imagens processadas. Os algoritmos propostos neste capítulo dão excelentes resultados para as mamografias. Em seguida, um estudo comparativo entre os resultados destes métodos permite-nos concluir que a linha de watershed controlada por marcadores é uma ferramenta poderosa para segmentar as opacidades mamárias com um tempo de cálculo reduzido, mas é sensível ao ruído, o outro método de crescimento de regiões dá resultados eficientes desde que seja escolhido um bom termo de critério e o último método de K means leva um tempo poderoso com resultados satisfatórios.
Parece impossível conceber um algoritmo que dê bons resultados para todas as imagens, o que prova que a interação humana continua a ser necessária.
Na terceira parte, apresentámos o nosso método de trabalho, que consiste em extrair atributos de forma e textura codificados em escala de cinzentos,
O Matlab é uma poderosa ferramenta de processamento de imagens, o que nos facilitou a exploração e o processamento das massas mamográficas.

12 Conclusão geral e perspectivas

Neste trabalho, interessa-nos o estudo da imagiologia médica como auxiliar no diagnóstico do cancro da mama, em particular a descrição de massas mamárias. As estatísticas confirmam que o cancro da mama representa uma grande ameaça para a vida de uma mulher. No entanto, esta ameaça só pode ser gerida através de um tratamento rápido da doença para maximizar as hipóteses de sobrevivência. O objetivo é utilizar os resultados das várias abordagens de segmentação para :

> Deteção precoce do cancro da mama.
> Reduzir os erros dos radiologistas
> Extração de parâmetros quantitativos para determinar a natureza das lesões, reduzindo assim o número de biópsias desnecessárias.
> Classificação correta das lesões.

Neste projeto, aplicamos uma fase de pré-processamento nas imagens da base de dados MIAS com a linguagem MATLAB, a fim de recuperar a área da mama com um fundo limpo, depois utilizamos as abordagens de segmentação de LPE e crescimento de região e K-means, com cada método extraímos caraterísticas de forma (superfície, perímetro, compacidade...) e atributos de textura (energia, homogeneidade ....) calculados sobre a matriz de coocorrência. A fim de elaborar com êxito a parte de classificação.
Verificamos que os diferentes métodos de segmentação dão resultados convergentes e não apresentam uma grande diferença entre si em termos de contorno, mas em termos de tempo de execução o k-means é muito dispendioso.
Os resultados deste estudo foram satisfatórios à luz dos resultados apresentados na literatura e confirmados por radiologistas. Os resultados deste estudo são encorajadores. No entanto, encontrámos alguns problemas, tais como a falta de imagens mamográficas reais e a ausência do apoio de médicos e radiologistas que é necessário no nosso trabalho.

> **Perspectivas e eventual seguimento deste trabalho...**

Esta dissertação deu origem a várias perspectivas, que resumimos da seguinte forma
Algumas linhas:
1. Existe uma forte ligação entre o conceito de segmentação e de classificação: uma vez extraídos os parâmetros pertinentes, a classificação pode ser considerada para identificar uma

anomalia benigna ou maligna.

2. Uma extensão lógica desta abordagem é a automatização do sistema.

É claro que esta lista não é de modo algum exaustiva e que é certamente possível imaginar um bom número de extensões adicionais...

Bibliografia

[1] J. Brettes, C. Mathelin, B. Gairard, J. Bellocq. Cancer du sein. Paris: Elsevier Masson, 2007. 358 p. ISBN: 978-2-294-01813-8.

[2] http: //sante-medecine.journaldesfemmes.com/contents/132-breast-cancer-symptoms-and-treatment

[3] Les maladies du sein http: //www.e-cancer.fr/Patients-et-proches/Les-cancers/Cancer-dusein/Les-maladies-du-sein, visita em 12/2019.

[4] CÂNCER DA MAMA, O QUE É , http : //www.soscancerdusein.org/soscancer-du-sein-cancer-du-sein-32.html, visitado em 12/2015.

[5] http://www.ass.nc/themes/cancer-du-sein/moyens-de-depistage

[6] Imagiologia médico http://www.doctissimo.fr/html/sante/imagerie/imagerie_sommaire.htm#echographie, visitado em novembro de 2019.

[7] Imen cheikhrouhou Esp kachouri. "Description et classification des masses mammaires pour le diagnostic du cancer du sein", tese para a obtenção do título de doutor na Universidade de Evry-Val d'Essonne.

[8] S. H. Kobrunner, I. Schreer, R. Bassler, M. Dickhaut. Diagnóstico por imagem da mama Mamografia, ultrassom, ressonância magnética, técnicas de intervenção.

[10] H. Chekkaf, I. Touil, Segmentação de massas em imagens mamográficas, Tese de Mestrado em Ciências da Computação, 2019.

[11] P. Haehnel. Mamografia - 83 exercícios de radiodiagnóstico para estudantes e profissionais. Paris: Vigot, 1996. 137p. Exercícios de radiodiagnóstico. ISBN: 2-7114- 1049.

[12] CJ. VYBORNY 'Os computadores podem ajudar os radiologistas a ler as mamografias?

[13] Raffi ENFICIAUD, "Algorithmes multidimensionnels et multi spectraux en Morphologie Mathématique : Approche par méta-programmation", Tese para obtenção do grau de Doutor da Escola de Minas de Paris, especialidade "Morphologie Mathématique", em 26 de fevereiro de 2019.

[14] Giovanni palma, "automatic detection of opacities in digital breast tomosynthesis", 23 de fevereiro de 2019.

[15] CHIKH Mohammed Tahar, "Amélioration des images par un modèle de réseau de neurones (Comparaison avec les filtres de base)", Memoire de fin d'etudes pour l'obtention du diplôme de Master en Informatique 2011.

[16] K. Chakib, Compressão de imagens fixas por aproximações fractais básicas, Mémoire de fin d'études, 1999.

[17] I. Hadjidj, Approche Morphologique pour la Segmentation d'Images Médicales, Dissertação apresentada à Universidade de Tlemcen para o Diploma de Magister em Eletrónica Biomédica, 2011.

[18] J. P. Cocquerez, S. Philipp, "Image analysis: filtering and segmentation", Masson, Paris, 1995.

[19] Priyanka, Balwinder Singh, "A review on brain tumor detection using segmentation" (Uma revisão sobre a deteção de tumores cerebrais utilizando a segmentação).

[20] Lecoeur, C.Barillot, "Segmentation d'images cerebrales" : Etat de l'art Rapport de recherche, Institut INI, version révisée en 2019.

[21] KESSOUR Islam e TALI Imane, "Simulation des contours actifs par les colonies de fourmis", Pour l'obtention du diplôme d'Ingenieur d'Etat en Informatique 2019.

[22] L.S.A. Bins, L. M. G. Foncseca, G.J. Erthal e F. M. Ii, "Satellite imagery segmentation: to region growing approach", in 8 Simpósio Brasileiro de Sensoriamento Remoto, pp. 677-680, 1996.

[23] U. C. Benz, P. Hofmann, G. Willhauck, I. Lingenfelder, M. Heynen, "Multi resolution, object-oriented fuzzy analysis of remote sensing data for GIS-ready information". ISPRS Journal of Photo grammetry & Remote Sensing, 58(3-4), pp.239-258, 2004.

[24] Baillie, J.C. "Cours de Segmentation Module D9 : traitement d'images et vision Artificielle".

[25] Ouarda ASSAS, "Classification floue des images", DOCTORAT EN SCIENCES Université de Batna 2013.

[26] S. L. Horowitz, T. Pavlidis, "Picture segmentation by tree transversal algorithm". J. ACM, Vol. 32, 2, pp. 368 G 388, 1976.

[27] R. C. Gonzalez e R. E. Woods, "Digital Image Processing". 2ed, Prentice Hall.

[28] N. Otsu, "A threshold selection method from grey-level histograms", IEEE transactions On systems, man, and cybernetics, vol. smc-9, no.1, janeiro de 1979, pp. 62-66.

[29] J. Mohanalin, M. Beenamol, "Um novo algoritmo wavelet para melhorar e detetar

[30] L. Li, W. Qian, L. P. Clarke, R. A. Clark e J. A. Thomas, "Improving mass detection By adaptive and multiscale processing in digitized mammograms", Proc. SPIE, vol. 3661, pp. 490-498.

[31] A base de dados mini-MIAS de mamografias, http://peipa.essex.ac.uk/info/mias

[32] khotanlou, "Segmentation 3D de tumeurs et de structures internes du cerveau en IRM, These de doctorat, l'ecole nationale superieure des telecommunications.

[33] Jean Jaques Rousselle. Contornos activos, método de segmentação. Aplicação à imagiologia médica. Université Fracois Rabelais de Tours.

[34] J.M. Rendon Mancha, "Régions Actives Morphologiques : Application à la Vision par Ordinateur", tese de doutoramento, Université René Descartes - Paris V.

[35] Ismahen HADJIJ. "Analyse des Images Mammographiques pour l'Aide à la Détection du Cancer du Sein", dissertação para obtenção do grau de DOCTEUR EN SCIENCES EN ÉLECTRONIQUE BIOMÉDICALE.

[36] http: //peipa.essex.ac.uk/info/mias.html, visitado em janeiro de 2019.

[37] L. Belkhodja, N. Benamrane. Approche d'extraction de la région globale d'intérêt et suppression des artefacts radio pâques dans une image mammographique, Laboratoire d'Imagerie Vision Artificielle et Robotique Médicale Département d'Informatique Faculté des Sciences. IMAGE'09 Biskra.

[38] K. Chakib, Compressão de imagens fixas através de aproximações fractais básicas, Mémoire de fin d'études.

[39] CHIKH Mohammed Tahar, "Amélioration des images par un modèle de réseau de neurones (Comparaison avec les filtres de base)", Memoire de fin d'etudes pour l'obtention du diplôme de Master en Informatique 2011.

[40] Jean-Jacques ROUSSELLE, "Contours actifs, une méthode de segmentation application à l'imagerie médicale", Tese para obtenção do grau de Doutor em Informática pela Universidade de Tours e defendida em: 9/07/2003 Université François Rabelais de Tours.

[41] KESSOUR Islam e TALI Imane, "Simulation des contours actifs par les colonies de fourmis", Pour l'obtention du diplôme d'Ingenieur d'Etat en Informatique 2011.

[42] Imen cheikhrouhou Esp kachouri (defendida em 27 de junho de 2012). "Description et classification des masses mammaires pour le diagnostic du cancer du sein", tese para o título

de doutor na Universidade de Evry- Val d'Essonne.
[43] Rachida LAKHDARI. (2011). "La détection des micros calcifications dans l'image Mammographie", Mémoire présenté à l'Univenté à l'Univer

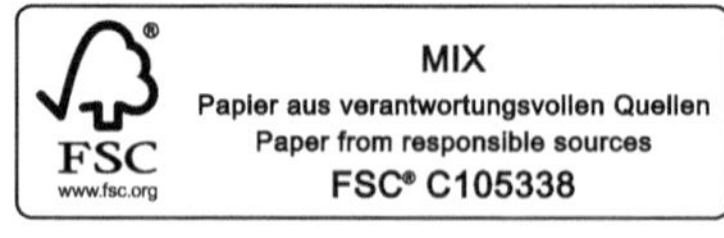

Printed by Books on Demand GmbH, Norderstedt / Germany